W0396500

südwest

Anette Alvaredo

Pilates Intensive

inhalt

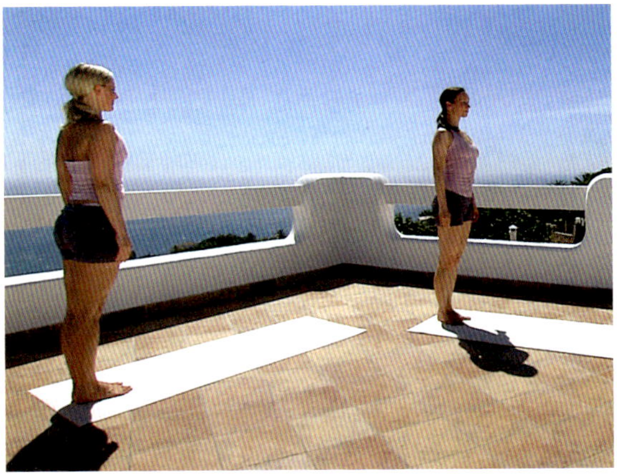

dieses

» Zu diesem Buch: Das Besondere einer Buch-DVD-Kombination

Wenn Sie bereits Erfahrungen mit der Pilates-Methode gesammelt haben und mit den gängigen Übungen für Einsteiger vertraut sind, können Sie mit Pilates Intensiv Ihr Übungsprogramm auf gesunde und effektive Art und Weise erweitern.

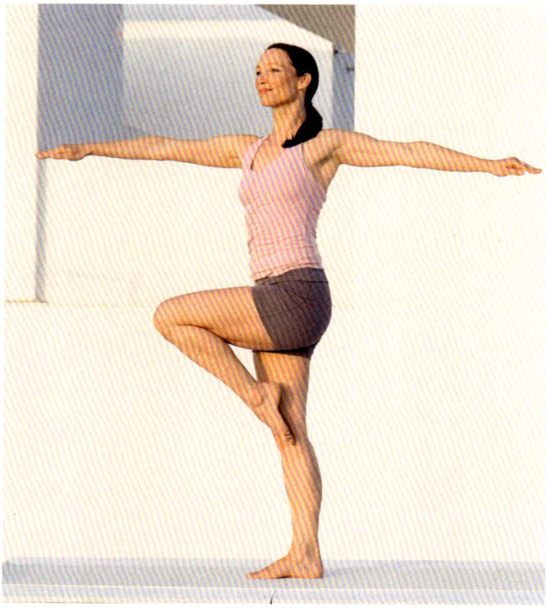

Sie haben Ihre Beweglichkeit und Kraft verbessert, Sie spüren die Veränderungen in Ihrer Haltung und doch haben Sie das Gefühl, in der letzten Zeit nicht mehr so deutliche Leistungssteigerungen durch das Pilates-Training wahrzunehmen. Dann ist jetzt der richtige Zeitpunkt, um Ihr Trainingspensum anzuheben und zu den Übungen für Fortgeschrittene überzugehen. Die größere Komplexität der Übungen und eine dynamischere Ausführung werden Sie herausfordern und Ihrem Pilates-Training eine neue Dimension geben.

buch

Da ich der Meinung bin, dass ein Buch allein nicht genügt, um diese komplexe Trainingsform sowohl zu begreifen wie auch vollständig umzusetzen, haben wir ein komplettes Workout-Programm mit den Übungen aus diesem Buch als DVD beigefügt. Diese Übungs-DVD ermöglicht Ihnen, den Anweisungen sowohl visuell als auch auditiv zu folgen. Die Reihenfolge der Übungen entspricht der auf der DVD und die Bewegungsanleitungen auf der DVD werden durch die Anleitungen im Buch ergänzt. Die einzelnen Bewegungselemente prägen sich so viel leichter und wirkungsvoller ein. Das Anschauen des Übungsablaufes erleichtert zudem das Erlernen, also das Umsetzen der Übungen.

Die auf der DVD vorgegebene Anzahl an Wiederholungen ist nicht verbindlich und kann jederzeit auch verringert oder vergrößert werden. Je nach Leistungsniveau sollten Sie sich Zeit lassen, die Übung so oft zu wiederholen, bis Sie alle Details erfasst und auch überprüft haben. Je häufiger Sie mit diesem Programm üben, umso schneller werden Sie die Übungen umsetzen können. Dann können Sie die Anzahl der Wiederholungen verringern, um Tempo, Dynamik und Übungsanzahl zu erhöhen. Der dynamische Ablauf auf der DVD gibt Ihnen einen Anhaltspunkt für das fortgeschrittene Arbeiten.

Ich wünsche Ihnen viel Erfolg mit dieser Übungsauswahl und dem Workout-Programm und hoffe, die positiven Resultate werden Sie ermuntern, immer weiter zu üben, damit Sie dank Joseph Pilates zu einem gesteigerten Körperbewusstsein und einem positiven Lebensgefühl finden.

Anette Alvaredo

pilat

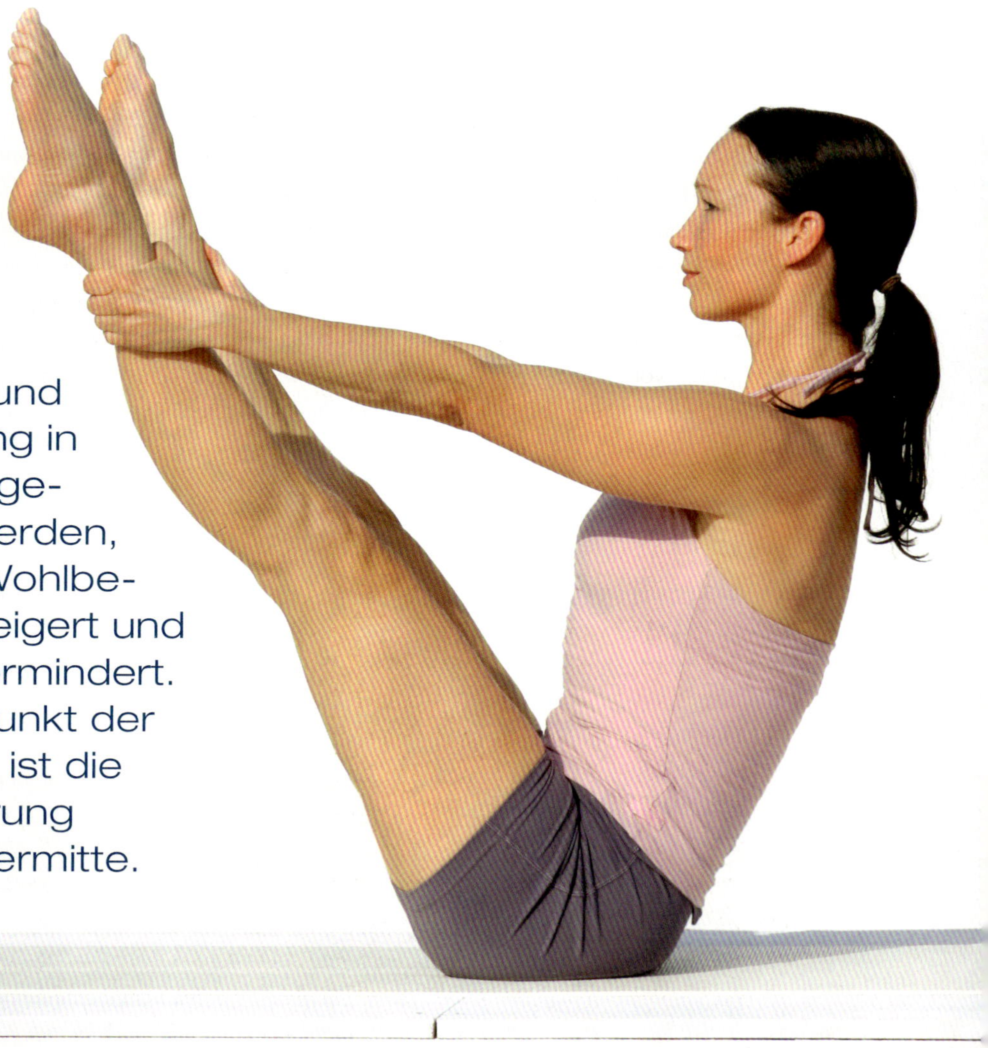

Pilates ist ein Ganzkörpertraining, bei dem Atmung und Bewegung in Einklang gebracht werden, was Ihr Wohlbefinden steigert und Stress vermindert. Schwerpunkt der Methode ist die Stabilisierung der Körpermitte.

es

Training für Fortgeschrittene

Einerseits bedeutet „fortschreiten“, sich mit den bekannten Prinzipien noch intensiver auseinanderzusetzen und Präzision ebenso wie Körperkontrolle weiter zu perfektionieren. Andererseits wird Ihr Training zunehmend dynamischer, da Ihnen die Übungen vertraut sind. Eine wichtige Voraussetzung, um den Atemrhythmus zu verändern und damit auch das Bewegungstempo anheben zu können.

Atem und Bewegung sollten Sie nun mühelos in Einklang bringen können. Das ständige Kontrollieren der Powerhouse-Spannung beansprucht nun nicht mehr all Ihre Konzentration und daher werden Energien frei, mit deren Hilfe Sie sich auf fließende und komplexere Bewegungsabläufe einstellen können.

Die Wiederholungen der Übungen reduzieren sich, die Übungen folgen schneller aufeinander und laufen harmonisch ab. Sie spüren, dass das Steigern von Atem- und Bewegungstempo eine neue Komponente in Ihr Training bringt – den Herz-Kreislauf-Effekt. Herzschlag- und Atemfrequenz erhöhen sich merklich. Sie kommen schneller ins Schwitzen und der gesamte Körper arbeitet ökonomisch und effektiv. Sie können nun mehr Übungen in Ihr Workout integrieren, ohne sich überfordert zu fühlen.

VORAUSSETZUNGEN FÜR FORTGESCHRITTENE

Um die Übungen in diesem Buch sicher ausführen zu können und vom Training zu profitieren, sollten Sie bereits einige Monate Erfahrung mit der Pilates-Methode haben. Gesundheitliche Probleme oder Einschränkungen besprechen Sie unbedingt zuvor mit Ihrem Arzt oder Therapeuten. Eine gute körperliche Grundkonstitution, Körpergefühl und ausreichende Körperspannung in der tief liegenden Rumpfmuskulatur sind wichtige Voraussetzungen für die Übungen des Pilates-Intensive Programms.

pilates

Die Pilates-Begriffe

POWERHOUSE

Dieser Begriff umschreibt die zu stabilisierende Körpermitte, das „Kraftzentrum“ des Körpers, das von den drei Schichten der Beckenbodenmuskulatur, den queren sowie den schrägen Bauchmuskeln und den tief liegenden Rückenmuskeln gebildet wird. Es gilt in den Übungen, das Powerhouse durch Anspannen der genannten Muskeln zu stabilisieren und ruhig zu halten, während sich die Arme, die Beine oder auch die Wirbelsäule bewegen.

Eine zentrale Rolle bei jeder Körperhaltung spielt die zu stabilisierende Körpermitte.

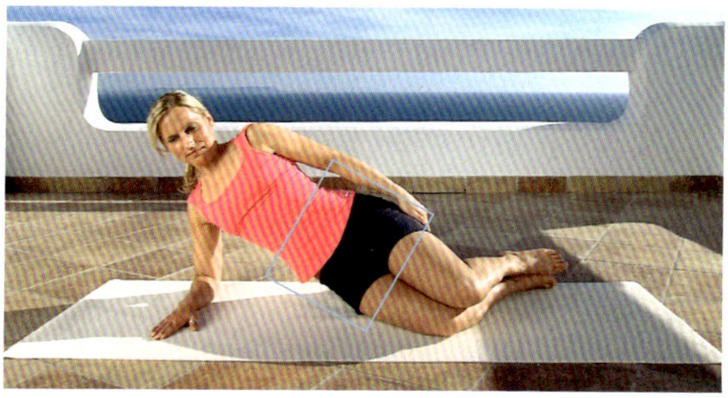

PILATES-ATMUNG: BREATHING

Durch die ständige tiefe Bauchmuskelspannung ist es während des Übens nicht möglich, tief in den Bauch zu atmen. Daher geht die Hauptatmung im Pilates-Training in den unteren Brustkorb, der sich zu den Seiten und in den Rücken hinein ausdehnt.

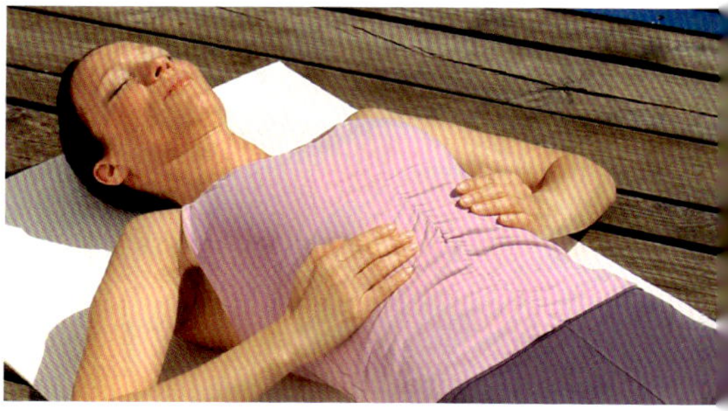

Die Atmung sollte entspannt fließen, ohne angehalten zu werden. Pressatmung oder Hyperventilieren gilt es ebenso zu vermeiden. Intensives Ein- und Ausatmen durch Mund und Nase optimiert die Sauerstoffversorgung der Muskulatur und wirkt sich positiv auf den gesamten Organismus aus.

begriffe

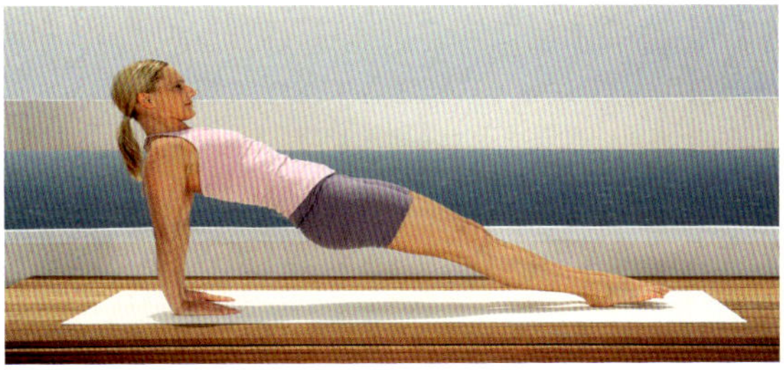

Konzentrieren Sie sich mit allen Sinnen auf die Übung und auf das, was in Ihrem Körper vor sich geht.

Joseph Pilates verwendete häufig mentale Bilder (Visualisierung), die die Atmung während des Übens in einen bestimmten Rhythmus lenkt. Daher werden fast alle Bewegungen des Anhebens und Aufrichtens nicht nur mit der Einatmung, sondern auch mit der Idee verbunden, der Körper würde an einem unsichtbaren Faden oder einer Feder gezogen und dadurch angehoben. Dies geschieht sehr häufig gegen die Schwerkraft.

Die Ausatmung hingegen wird mit einer verstärkten Bauchspannung verbunden, indem der angehobene Körperteil gegen einen gedachten Widerstand zurückbewegt werden muss, während der Bauch nach innen gezogen wird. Beuge-, Roll- und Flexionsbewegungen werden daher häufig mit der Ausatmung kombiniert. Genaue Atemanweisungen erfolgen in jeder einzelnen Übung und sind wichtiger Bestandteil der Ausführung

Die korrekte Ausrichtung des Körpers und der Wirbelsäule ist wichtiger Bestandteil des Pilates-Trainings.

BOX

Pilates bezeichnete das Rechteck, das sich zwischen beiden Schultern und beiden Hüftgelenken aufspannt als die „Box“. Bei vielen Übungen ist es wichtig, die Ausrichtung der Box beizubehalten und den Rumpf nicht zu verdrehen.

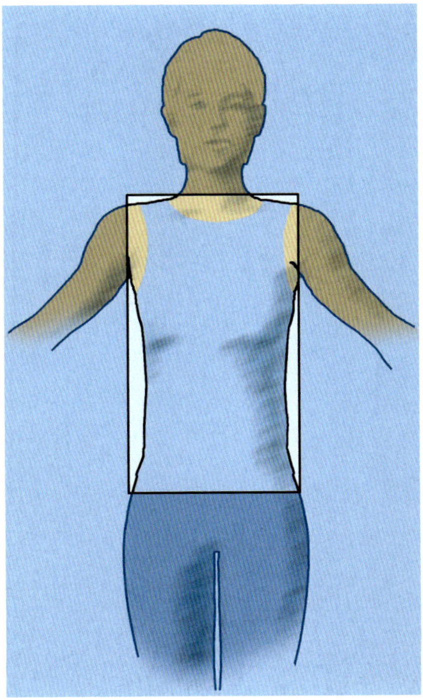

pilates

In der Praxis bedeutet das: Bei allen Übungen, in denen sich nur Arme oder Beine bewegen, gilt es, den Rumpf ruhig zu halten, zu stabilisieren und keine Rotationsbewegungen zwischen Schultern und Becken auszuführen. Untere Rippen und Becken sind wie mit unsichtbaren Fäden miteinander verbunden.

WIRBELSÄULENLÄNGUNG: ALIGNMENT

Ein wichtiges mentales Bild, das alle Übungen begleitet, ist die Streckung und Verlängerung der Wirbelsäule. Sie schafft Druckentlastung der Bandscheiben und ermöglicht problemlos und schmerzfrei viele der Beuge-, Streck- und Drehbewegungen der Wirbelsäule.

In der Praxis erreicht man dies durch die Vorstellung je eines Fadens an Scheitel und Steißbein, die gleichzeitig in die Länge gezogen werden, während die Spannung im Powerhouse (s. Seite 15 und 24) erhalten bleibt.

NEUTRALE WIRBELSÄULENPOSITION

So bezeichnet man eine Wirbelsäule in ihren natürlichen Krümmungen. Bei vielen Übungen ist das Erhalten der „neutralen Wirbelsäulenposition“ mittels der Spannung der Bauch-, Rücken- und Beckenbodenmuskeln das

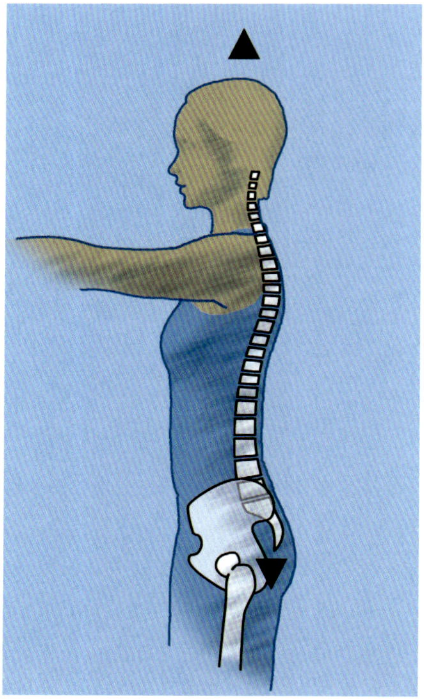

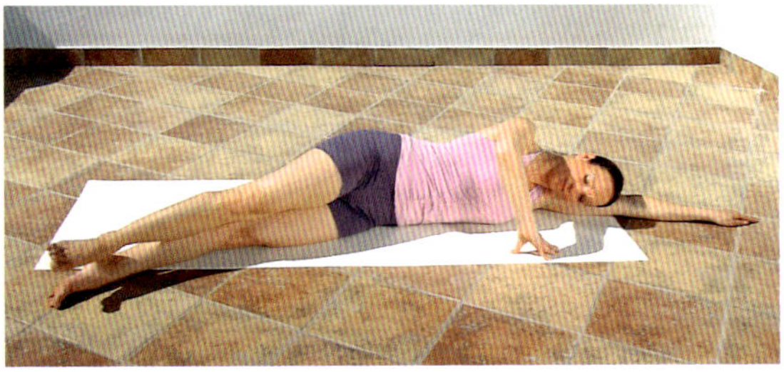

Gestreckte Beine und Fersen aneinander – das ist die klassische Pilates-Position im Liegen und Sitzen.

vorrangige Ziel. Bei Übungen in die Beugung oder Überstreckung wird diese neutrale Position aufgelöst.

In der Praxis muss also jeder Übende zunächst seine neutrale Wirbelsäulenposition finden, was Körperbewusstsein voraussetzt. Das Erarbeiten dieser Körperhaltung ist, wie viele Vorbereitungsübungen, eine wichtige Voraussetzung für ein gesundes Training.

DIE PILATES-POSITION

Als klassische Pilates-Position wird die leicht ausgedrehte Position der gestreckten Beine (Außenrotation aus der Hüfte) bezeichnet, bei der die Fersen Kontakt zueinander halten, während die Füße ein kleines „V" bilden.

Durch die Außenrotation der Hüftgelenke erhöht sich hierbei die Spannung in der Beckenboden- und Pomuskulatur. Darüber hinaus werden sowohl die Oberschenkelstrecker wie auch die Adduktoren intensiv gefordert. Für Einsteiger eine nicht ganz leichte Position, die daher im Basis-Training oft durch eine hüftneutrale Beinposition ersetzt wird. Die Pilates-Position zeigt den intensiven Einfluss des Tanzes auf diese Methode.

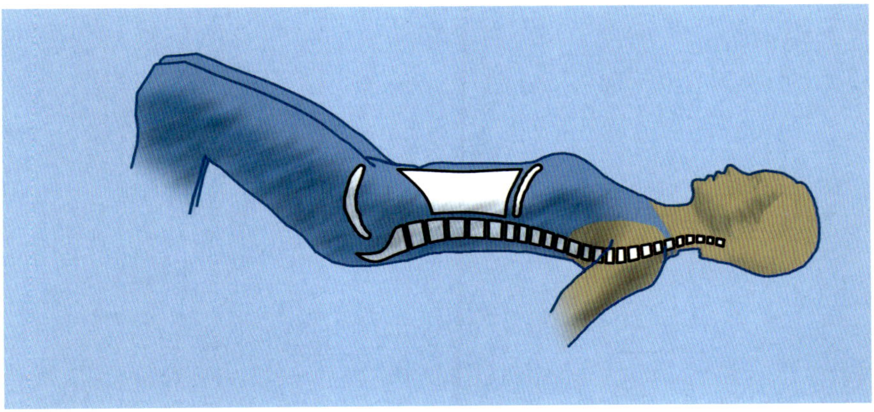

Neutrale Wirbelsäulenposition mit aktiviertem Powerhouse

pilates

Die Pilates-Prinzipien

KONTROLLE

Eine bewusste Körperkontrolle steht im Zentrum der Pilates-Methode. Sie schafft die Grundlage für das Erreichen körperlicher und geistiger Fitness. In jedem Moment einer Bewegung ist es der „Geist, der den Körper bewegt". Muskelaktivität und Bewegungen kontrollieren zu können bedeutet auch, ein gesundes Bewusstsein für den eigenen Körper entwickelt zu haben. Dazu bedarf es einer langfristigen Schulung der Körperwahrnehmung in allen Bereichen.

ATMUNG

Atem und Bewegung sollen in Einklang kommen. Eine ruhige, fließende Atmung gewährleistet eine gute, ausreichende Sauerstoffversorgung der Muskulatur. Der Atemrhythmus bestimmt primär das Bewegungstempo. Eine Verbesserung des Lungenvolumens durch die intensive Atemarbeit wirkt sich positiv auf den gesamten Organismus aus. Die Atmung darf nie zum Stressfaktor werden, vielmehr sollte sie den Ablauf der Übungen unterstützen. Rhythmik und Dynamik in den Bewegungen bilden eine Einheit mit dem Atem.

KONZENTRATION

Ohne Konzentration ist keine Präzision und Körperkontrolle möglich. Mentale Konzentration auf die arbeitende Muskulatur unterstützt die Übungsausführung. Mentale Bilder (Visualisierungen) sind oft hilfreicher für die Ausführung als anatomische Beschreibungen. Die gleichzeitige Integration von Körper, Geist und Atmung erfordert ein hohes Maß an Konzentration, was die Intensität des Trainings maßgeblich mitbestimmt.

ZENTRIERUNG

Jegliche Bewegung beginnt in der Körpermitte – als so genannte Powerhouse-Spannung in der tiefen Rumpfmuskulatur –, bevor sie in Arme oder

prinzip

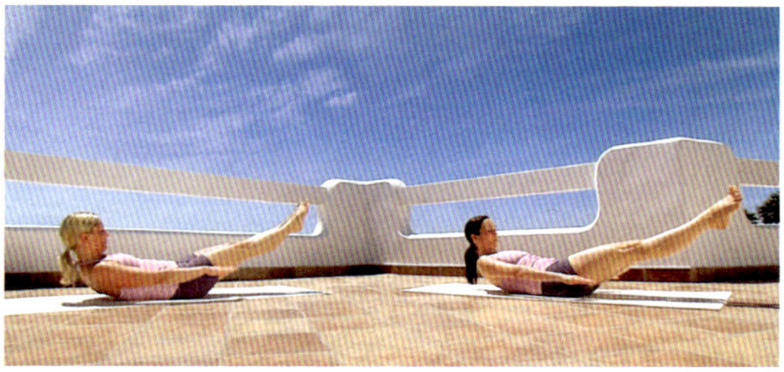

Bodenübungen können Sie überall ausführen: zu Hause, im Urlaub und eventuell sogar im Büro.

Beine weitergeleitet wird. Das Körperzentrum steht bei allen Übungen im Vordergrund, denn die Kraft kommt stets aus einer stabilen Körpermitte (Powerhouse).

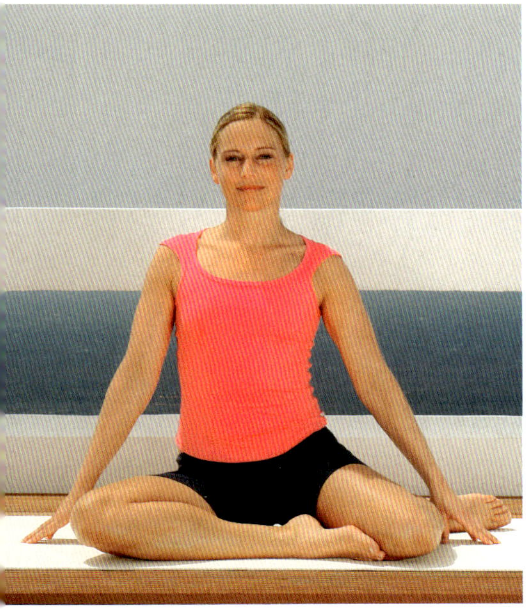

PRÄZISION

„Qualität statt Quantität" – lieber wenige, präzise ausgeführte Wiederholungen als eine Vielzahl unsauberer, unkontrollierter Bewegungen. Absolute Konzentration ist die Voraussetzung für größtmögliche Präzision. Ausweichbewegungen sollen vermieden werden. Das „Streben nach Perfektion" in den Übungen ist ein Trainingsziel, an dem man sicher lebenslang arbeiten kann.

FLIESSENDE BEWEGUNG

Innerhalb der Übungen wird ein weicher, fließender und harmonischer Bewegungsablauf angestrebt. Es gibt im Pilates-Training keine eckigen, kantigen Bewegungen. Anmut, Grazie und Geschmeidigkeit bestimmen die Übungen. Innerhalb des Workouts werden die Übungen ohne Unterbrechung fließend aneinandergehängt, so dass sich ein dynamischer Ablauf von der ersten bis zur letzten Übung ergibt.

training

Wichtige Trainingsrichtlinien

Die Pilates-Methode ist eine sehr sichere und gesunde Art, Ihren Körper in Form zu bringen, wenn Sie sich möglichst genau an die Anweisungen halten und sich nicht überfordern.

Bestehen körperliche Probleme oder Einschränkungen, ist es vor Beginn des Trainings wichtig, ärztlichen oder therapeutischen Rat einzuholen. Gegebenenfalls sollten Sie Ihrem Arzt oder Therapeuten diese DVD zeigen, bevor Sie zu trainieren beginnen.

Sollten während des Trainings Schmerzen oder Beschwerden auftreten, dann brechen Sie die Übung sofort ab und überprüfen Sie, ob Sie alle Anweisungen genau befolgt haben. Minimale Abweichungen aus der Ausgangsposition können durchaus für Probleme während des Übens verantwortlich sein. Sollte die Ausführung trotz genauer Kontrolle dennoch Beschwerden verursachen, dann lassen Sie diese Bewegung unbedingt aus und konsultieren Sie einen erfahrenen Pilates-Trainer oder einen Physiotherapeuten. Die Übungen sollten immer schmerzfrei ausgeführt werden können. Beachten Sie stets Ihre Leistungsgrenze und seien Sie nicht zu ehrgeizig. Veränderungen in der Beweglichkeit stellen sich erst nach einigen Wochen spürbar ein. Haben Sie also etwas Geduld mit Ihrem Körper.

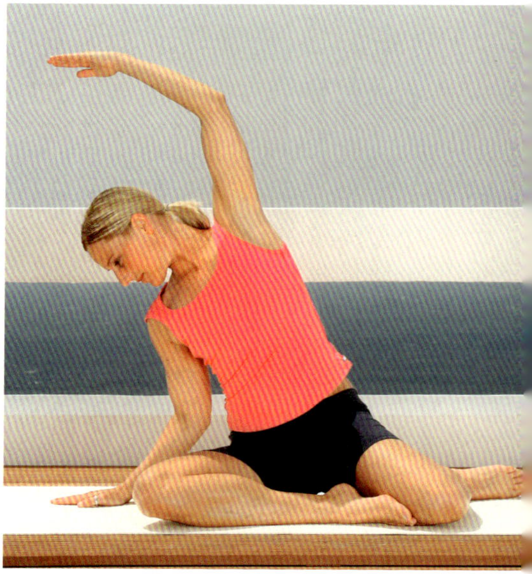

haltung

Haltung und Körperspannung

Wenn Sie mit der Pilates-Methode vertraut sind, wissen Sie, dass die Kontrolle der Körperbewegung und die konzentrierte, präzise Ausführung der Übungen im Vordergrund stehen. Daher ist der Aufbau der Grundspannung in der tief liegenden Rumpfmuskulatur, Powerhouse-Spannung genannt, auch im Training für Fortgeschrittene eine maßgebliche Voraussetzung für Ihren Erfolg.

Beginnen Sie jede Position und jede Übung mit einer kompletten Haltungskontrolle und verinnerlichen Sie diese „Checkliste“ der Pilates-Prinzipien so, dass Sie Ihren Körper in jedem Moment der Bewegung beobachten und korrigieren können.

Nutzen Sie auch bei den Übungen für Fortgeschrittene mentale Bilder (Visualisierungen), denn in jedem Moment einer Bewegung ist es der „Geist, der den Körper bewegt“. Daher erleichtert eine übungsbegleitende Visualisierung die präzise Ausführung der Bewegung. Hierbei sind Ihnen die Bilder der Übungen sowie die Bewegungsabläufe auf der DVD eine Hilfe.

GRUNDSPANNUNG IM POWERHOUSE

Dies ist eine Anleitung für die so genannte Grundspannung im Powerhouse und für eine aufrechte Körperhaltung – sozusagen die grundlegende Trainingsvoraussetzung für einen gleichermaßen schmerzfreien wie effektiven Trainingsablauf.

Wirbelsäulenlängung Die Wirbelsäule „lang“ denken und strecken. Stellen Sie sich vor, dass Sie vom Scheitelpunkt auf dem Kopf wie eine Marionette von einem Faden nach oben gezogen werden. Das ist die korrekte Ausrichtung der Wirbelsäule.

üb un

Seitliche Brustkorbatmung In den unteren Brustkorb einatmen. Die Rippen weiten sich nach außen und der Atem wird in die Flanken gelenkt.

Beim Ausatmen die **Rippen** Richtung Becken gleiten lassen und gleichzeitig die **Schulterblätter** in Richtung Kreuzbein senken.

Beckenboden aktivieren Die Sitzbeinknochen (spüren Sie auf einem harten Stuhl) beim Einatmen nach innen oben bewegen, als wollten Sie die Muskulatur zwischen diesen hochziehen

Muskuläres Korsett Beim Ausatmen die Bauchdecke flächig nach innen ziehen, wobei der quere Bauchmuskel den Bauchraum ähnlich einem Korsett etwas enger schnürt.

Schlüsselbeine weich nach außen fließen lassen. Die Schultern bewegen sich dabei nach außen und hinten.

Nacken bewusst strecken, wobei das Kinn etwas Richtung Hals wandert und der Blick geradeaus gerichtet ist.

Neutrale Wirbelsäulenposition Die Wirbelsäule behält ihre natürlichen Krümmungen bei, während Bauch-, Rücken- und Beckenbodenmuskeln diese Haltung stabilisieren.

DAS BRAUCHEN SIE

Sie benötigen eine dünne Gymnastikmatte, wahlweise auch eine Wolldecke, oder am besten eine Yogamatte. Sorgen Sie für einen gut belüfteten, aber warmen Raum, damit Sie ausreichend Sauerstoff aufnehmen können und keine kalten Füße bekommen. Tragen Sie bequeme Kleidung, die zwar körpernah geschnitten (damit Sie Ihre Körperhaltung selbst gut kontrollieren können) aber dennoch flexibel genug ist, um alle Bewegungen zuzulassen. Sie werden trotz der ruhigen Übungsmethodik ins Schwitzen kommen. Legen Sie sich daher ein Handtuch bereit. Damit Sie während des Trainings nicht gestört werden, sollten Telefon und Handy ausgeschaltet sein. Und die letzte Mahlzeit sollte mindestens zwei Stunden zurückliegen.

gen

Durch natürliche, dynamische Bewegungsabläufe verbessern sich Muskelkraft und Beweglichkeit. Das hebt das Selbstbewusstsein und vermittelt Ihnen ein völlig neues Körpergefühl. Sie erlangen Geschmeidigkeit und Leichtigkeit in Haltung und Bewegung.

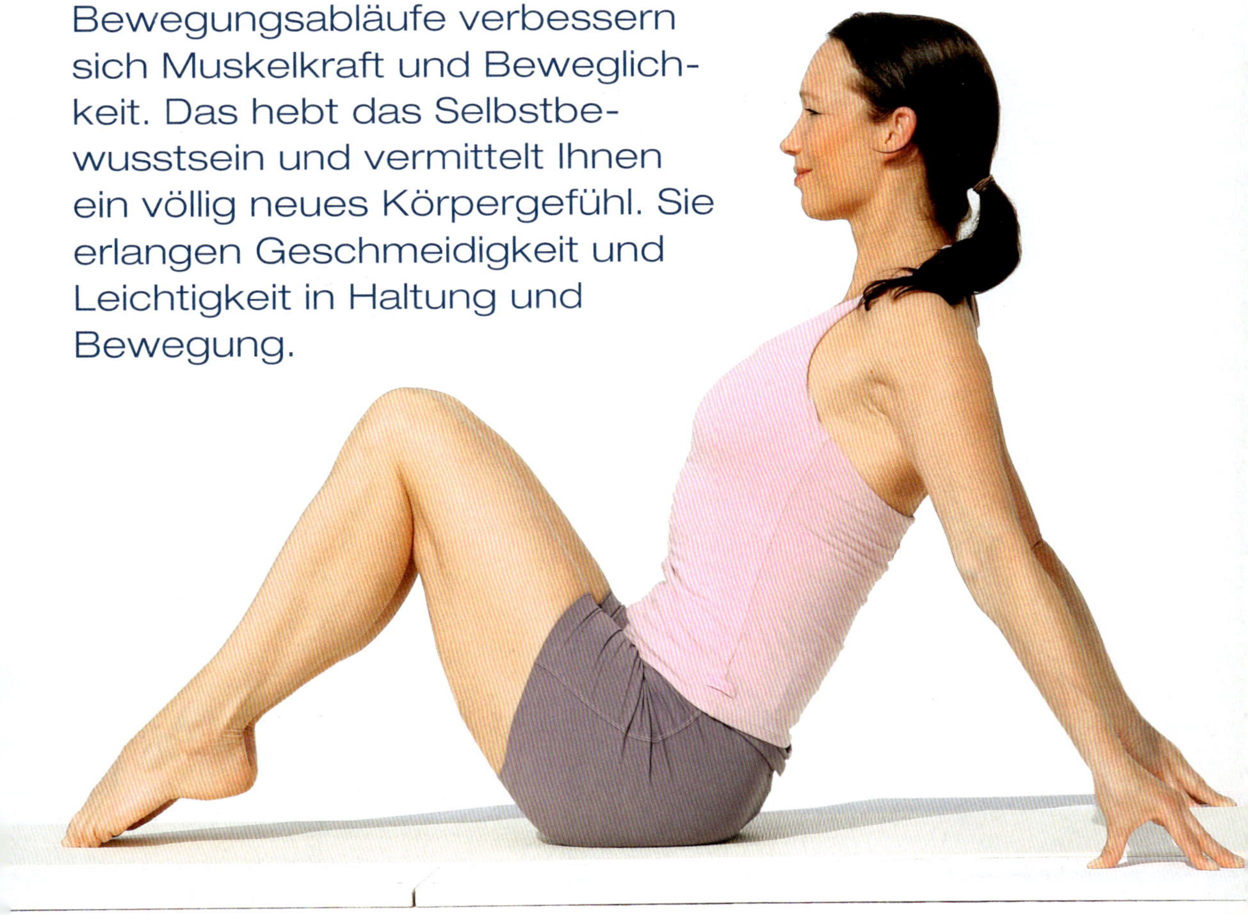

matten

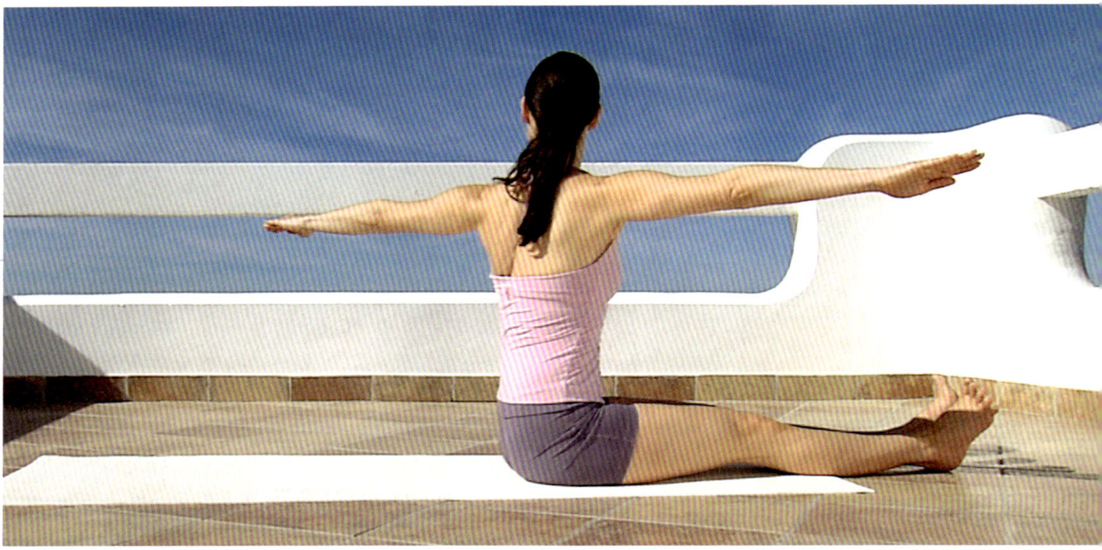

Mattenübungen

Die Auswahl enthält klassische Übungen sowie moderne Variationen für Teilnehmer mit Vorkenntnissen und ist nach dem „Prinzip der fließenden Bewegung“ so zusammengestellt, dass ein ausgewogenes, fließendes Workout entsteht, bei dem sich die Übungen harmonisch aneinanderfügen.

1
SPINE TWIST
Wirbelsäulendrehung

Zur Mobilisation der Brustwirbelsäule. Kräftigung der schrägen Bauchmuskeln und der Rückenmuskulatur.

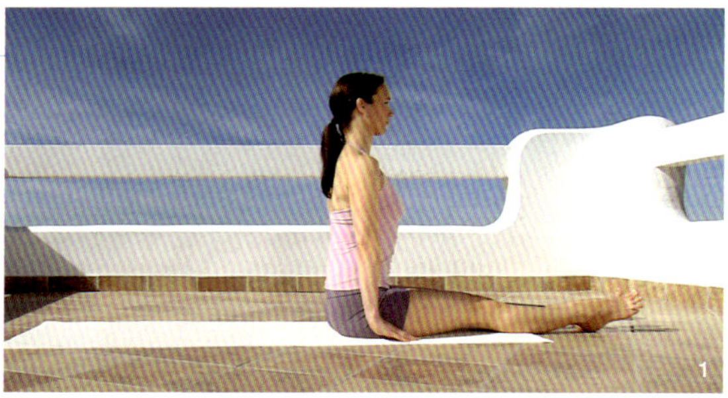

1

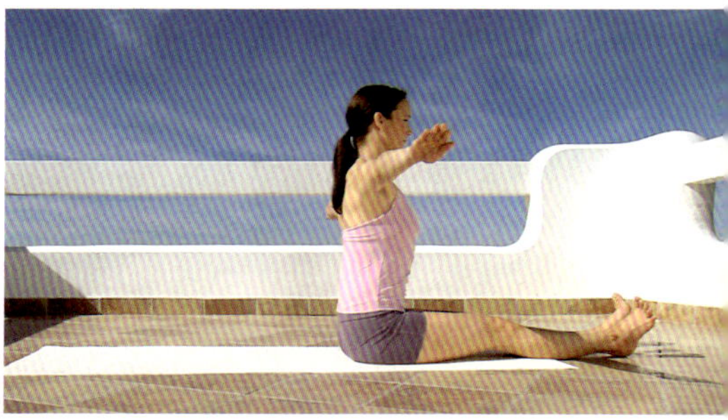

übungen

VORBEREITUNG

- Im Langsitz (Rücken gerade und Beine gestreckt) die Wirbelsäule aufrichten und die Beine strecken.
- Die Beine in den Hüftgelenken leicht nach außen drehen.
- Die Wirbelsäule „lang" denken.
- Die Arme rechts und links auf Schulterhöhe zur Seite ausstrecken.
- Schultern und Rippen sinken lassen, den Bauchnabel nach innen ziehen.

AUSFÜHRUNG

- Mit dem Ausatmen den Schultergürtel nach rechts drehen, beim Einatmen zur Mitte zurückkehren.
- Der Blick geht zur rechten Hand.
- Anschließend Seitenwechsel.
- Fließend im Atemrhythmus nach rechts, zur Mitte und nach links bewegen.

FOCUS

Das Powerhouse ist stabil.
Die Arme bleiben in der Ausgangsposition.
Becken und Beine bewegen sich nicht mit.

MODIFIKATION

Bei fehlender Flexibilität der Oberschenkelrückseite können die Knie im Sitz leicht gebeugt gehalten oder auch mit einem gerollten Handtuch unterlagert werden. Wichtig ist, die Aufrichtung in der Wirbelsäule zu erreichen. Die Beine hüftbreit zu öffnen erleichtert die Beckenkippung ebenfalls.
Das Drehen mit angewinkelten Armen empfiehlt sich als Einstiegsvariante.

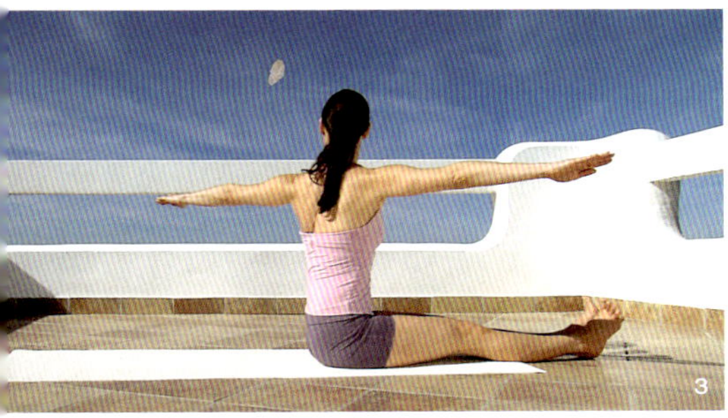

3

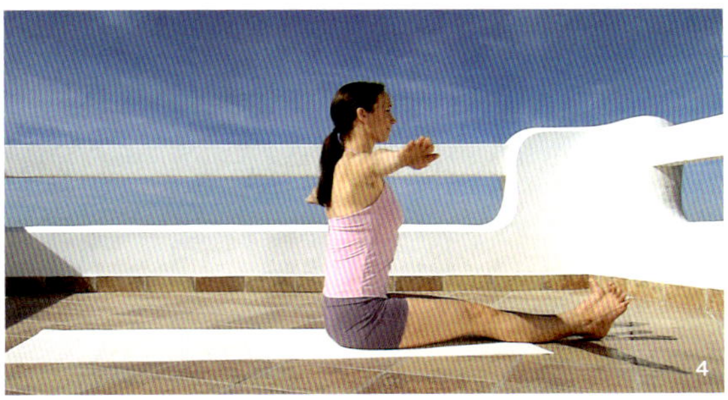

4

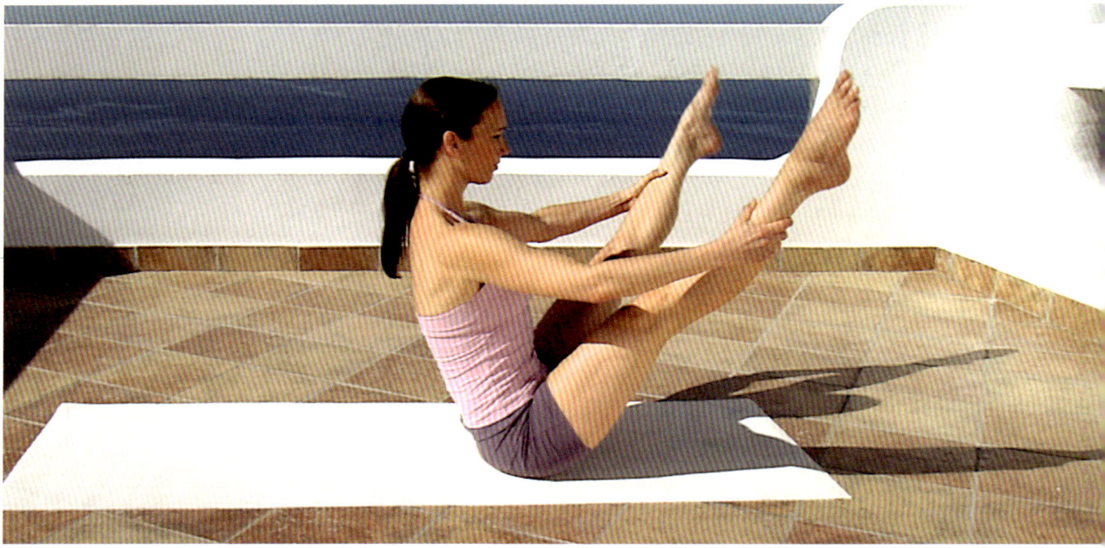

2
BALANCE POINT
Beinstreckung

Zur Kräftigung der Bauch-, Rücken- und vorderen Oberschenkelmuskulatur. Schult den Gleichgewichtssinn.

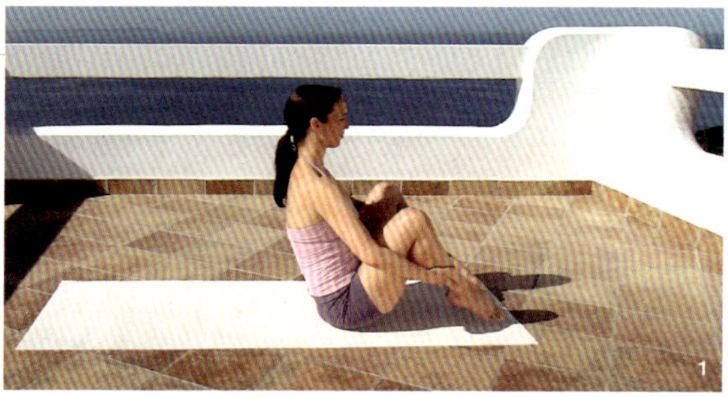

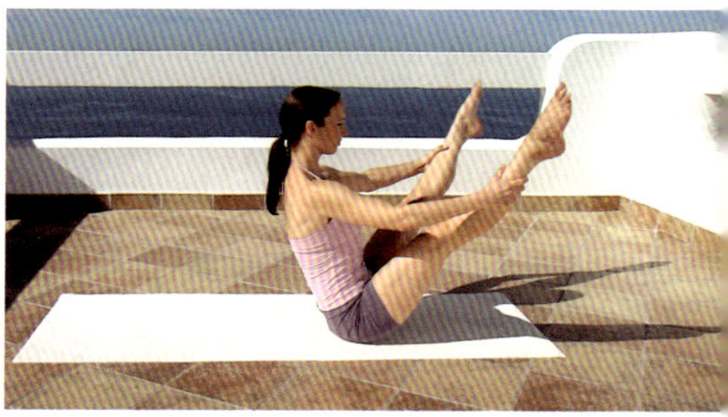

übungen

VORBEREITUNG

- Im Sitz auf den Sitzbeinhöckern die Unterschenkel mit den Händen fassen.
- Die Wirbelsäule aufrichten.
- Powerhouse aktivieren.

AUSFÜHRUNG

- Mit dem Ausatmen die Beine im Kniegelenk strecken, den Rumpf dabei aufrecht halten.
- Beim Einatmen die Beine anbeugen.
- Die Zehenspitzen dürfen den Boden dabei berühren.

>> FOCUS

Balance zwischen Bauch- und Rückenmuskulatur halten.
Die Beine nur so weit strecken, dass der Rumpf noch aufrecht gehalten werden kann.

MODIFIKATION

Als alternative Sitzposition kann man auch die Hände an die Oberschenkel nehmen und die Beine so weit strecken, wie es die Dehnfähigkeit erlaubt.

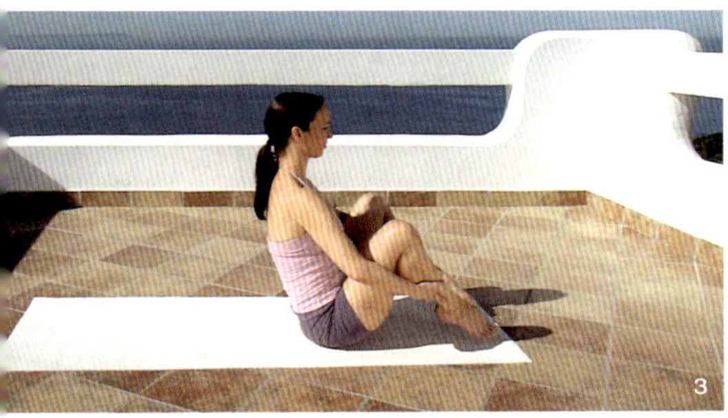

3

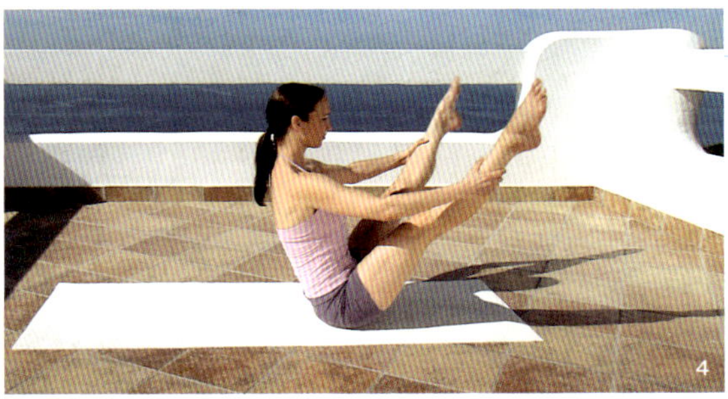

4

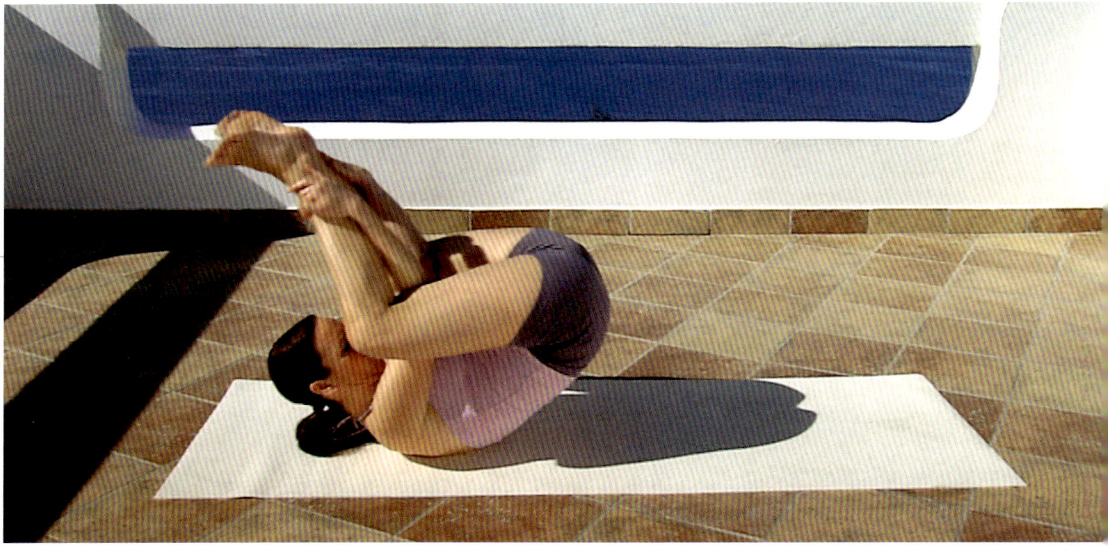

3

THE SEAL

Der Seehund

Mobilisation der gesamten Wirbelsäule in Beugung und Streckung. Zur Kräftigung der Bauchmuskulatur.

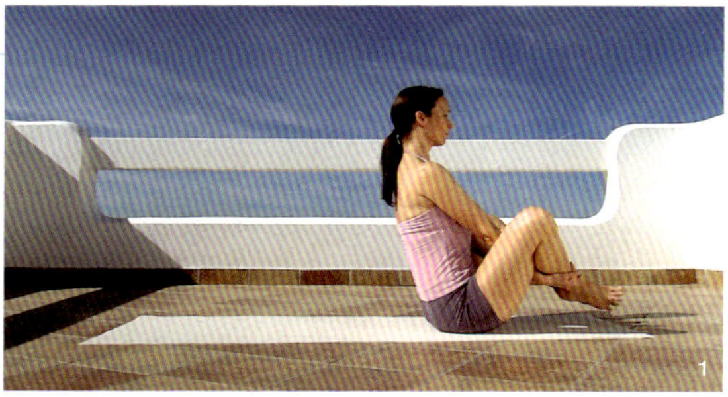

1

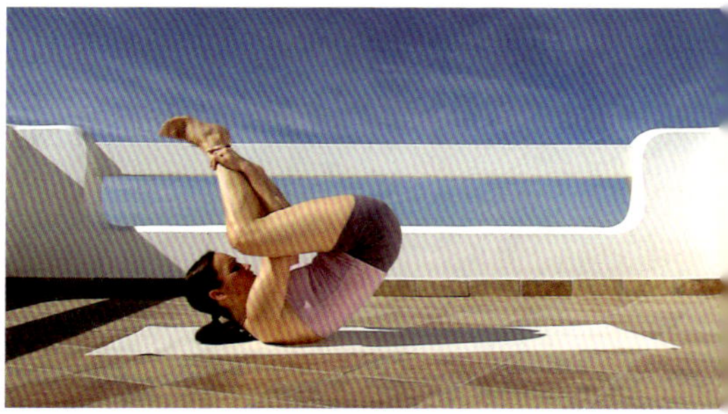

übungen

VORBEREITUNG

- Sitzposition (Balance Point). Die Hände fassen zwischen den geöffneten Beinen hindurch und greifen die Unterschenkel oder Fußgelenke von außen. Die Fersen berühren sich.
- Die Füße vom Boden lösen, den Bauch anspannen und die Wirbelsäule aufrichten.

AUSFÜHRUNG

- Beim Einatmen Wirbel für Wirbel bis zu den Schulterblättern abrollen.
- Mit dem Ausatmen Wirbel für Wirbel zurück in die Ausgangsposition. Dabei die Fußsohlen dreimal gegeneinander klatschen.
- Der Bauch bleibt fest angespannt, der Rücken wird wieder aufgerichtet.

FOCUS

Kraft, Balance, Koordination und Gleichgewichtssinn werden gefordert.
Das weiche, kontrollierte Rollen steht im Vordergrund.
Die Bauchspannung wird durchgehend gehalten.
Der Kopf berührt den Boden nicht.

MODIFIKATION

Wenn das Klatschen mit den Füßen noch Mühe macht, genügt einfach das Rollen, wobei die Fersen sich berühren.

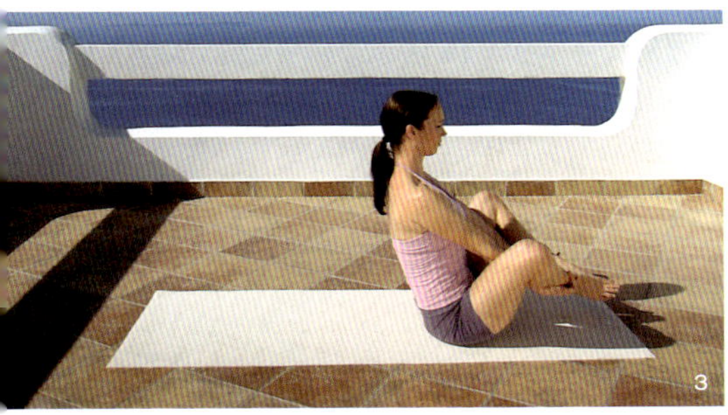
3

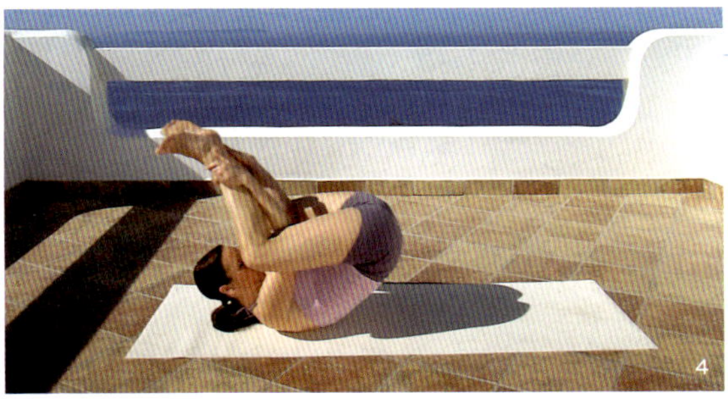
4

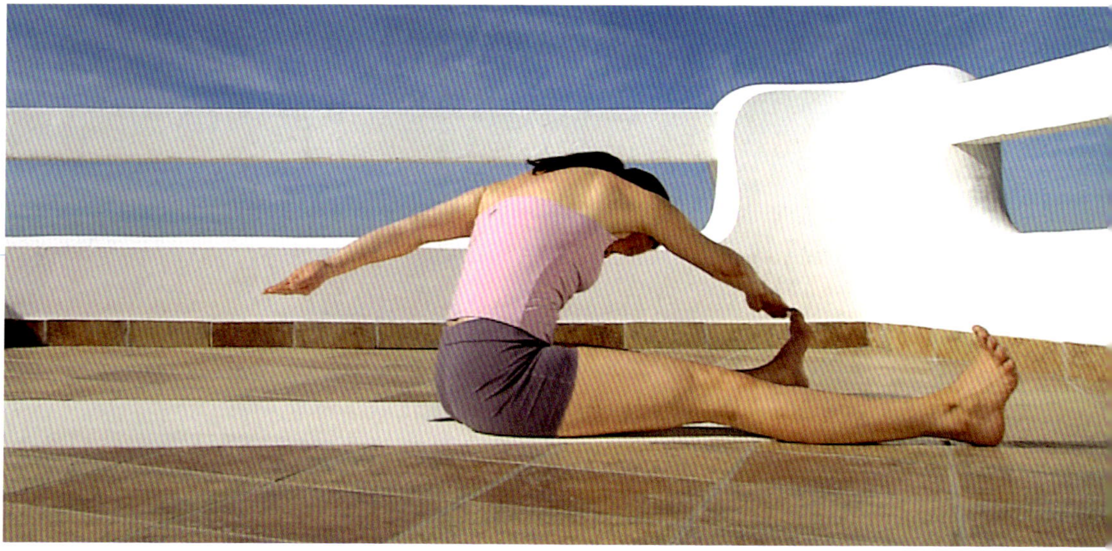

4
THE SAW
Die Säge

Mobilisation der Wirbelsäule in Beugung und Drehung. Aktivierung der schrägen Bauchmuskeln. Förderung der Ausatmung.

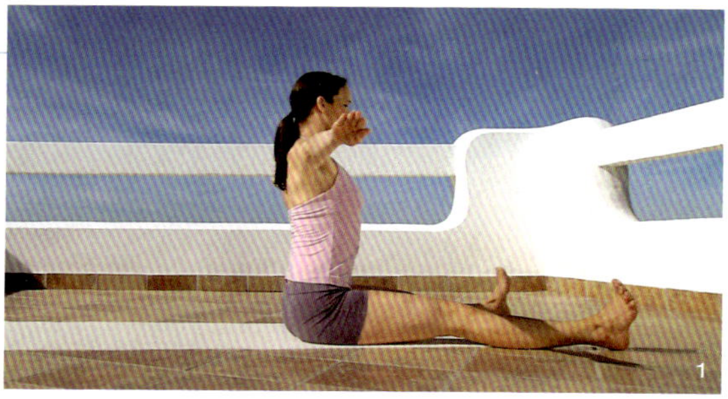

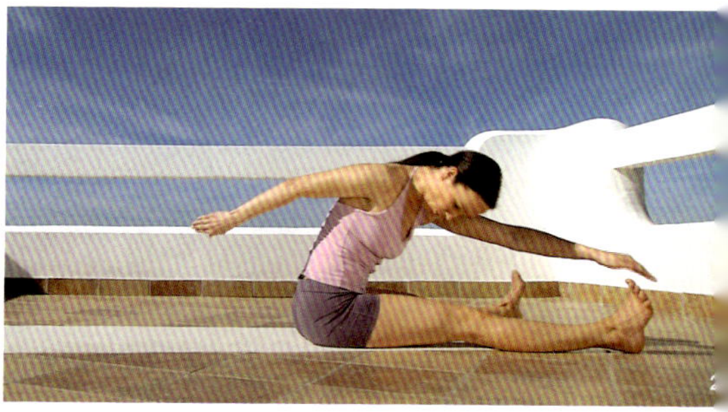

übungen

VORBEREITUNG

- Im Langsitz die Wirbelsäule aufrichten.
- Die Arme rechts und links auf Schulterhöhe zur Seite strecken.
- Beine sind lang ausgestreckt und hüftbreit geöffnet, Füße herangezogen.
- Schultern und Rippen sinken lassen, den Bauchnabel nach innen ziehen.

AUSFÜHRUNG

- Mit dem Ausatmen den Schultergürtel nach rechts drehen und den Rumpf über einen gedachten Ball nach vorn beugen.
- Die Fingerspitzen der rechten Hand zu den Zehenspitzen des linken Fußes ziehen.
- Beim Einatmen zur Mitte zurückkehren.
- Anschließend Seitenwechsel.
- Fließend im Atemrhythmus nach rechts, zur Mitte und nach links bewegen.

FOCUS

Die Bewegung kommt weich aus der oberen Rückenpartie. Kopf und Nacken harmonisch in die Beugebewegung einbeziehen.

Das Becken bleibt stabil auf der Matte. Die Beine bewegen sich nicht.

Die Konzentration liegt auf der Ausatmung in der Drehbewegung.

Die Schultern bleiben tief und entspannt.

MODIFIKATION

Sollte die Wirbelsäulenaufrichtung im Langsitz Probleme machen, können die Knie gebeugt werden. Das Sitzen auf einem Kissen kann die Übung ebenfalls erleichtern.

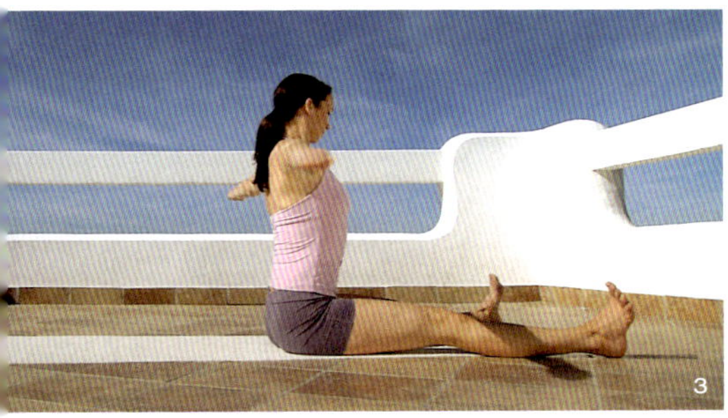

3

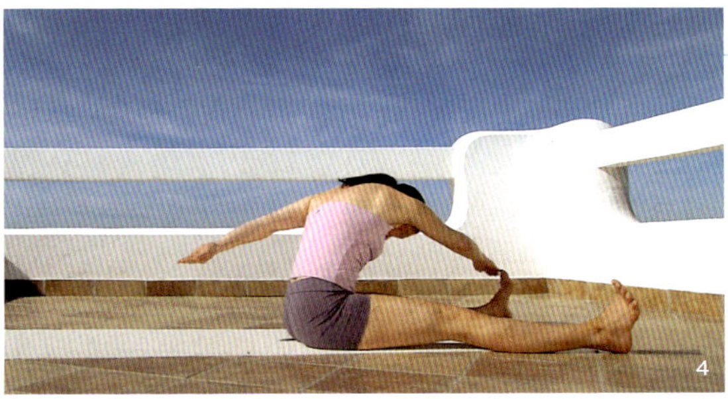

4

matten

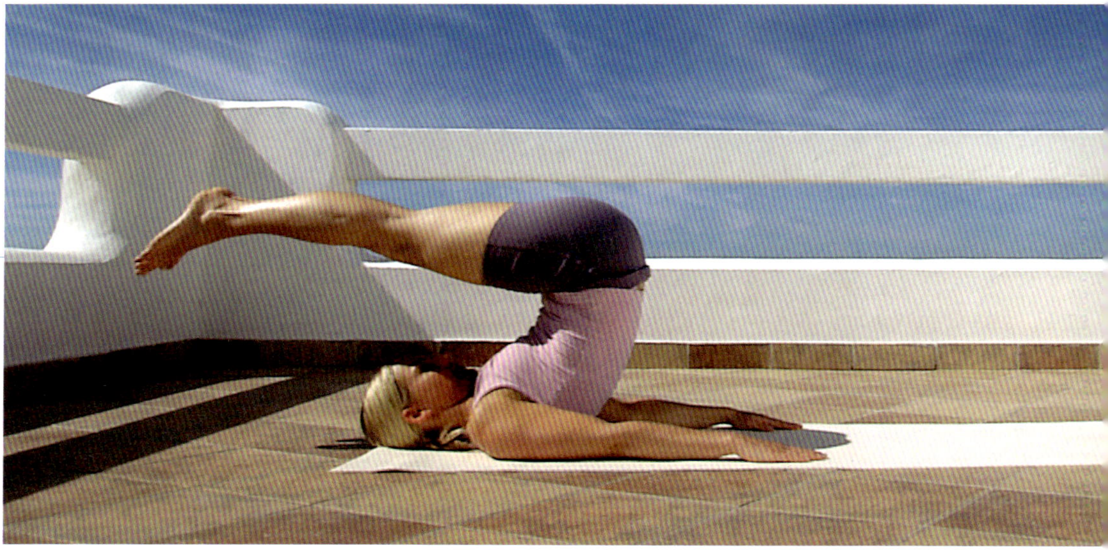

5
KOMBINATION
ROLL DOWN – ROLL OVER – SPINE STRETCH

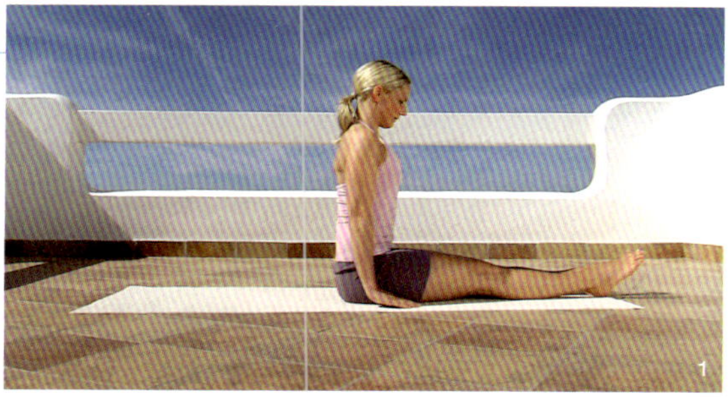

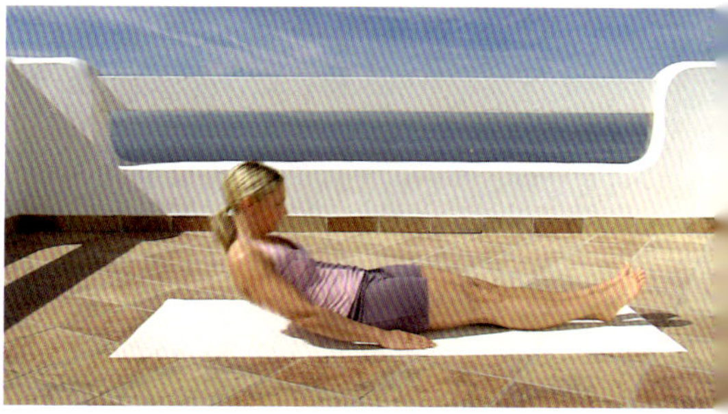

übungen

VORBEREITUNG
- Im Langsitz die Wirbelsäule aufrichten.
- Die Beine sind geschlossen in Pilates-Position.
- Das Powerhouse aktivieren.

AUSFÜHRUNG
- Mit dem Ausatmen Wirbel für Wirbel abrollen bis zu den Schulterblättern (Roll Down).
- Die Füße heben vom Boden ab und werden wie von einem Faden über den Kopf gezogen (Roll Over).
- Beim Einatmen in die Ausgangsposition zurückkommen.
- Ausatmen und aus der Brustwirbelsäule nach vorn beugen, die Fingerspitzen in Richtung Füße strecken. Die Füße anziehen (Spine Stretch).
- Einatmen und den Oberkörper Wirbel für Wirbel aufrichten.
- In diesem Rhythmus Atem und Bewegung in Einklang bringen.

>> FOCUS
Die Spannung im Powerhouse halten, der Rücken ist entspannt.
Die Balance zwischen Kraft und Schwung sollte ausgewogen sein.
Beim Roll Over die Dehnung im Nacken spüren.
Beim Spine Stretch die Dehnung über den Rücken wahrnehmen.
Alle Kraft kommt aus dem Powerhouse.
Die Bewegung erfolgt weich fließend und geschmeidig.

MODIFIKATION
Sollte das Tempo für die Ausführung noch zu schnell sein, kann die Übungsfolge auch über drei Atemzüge ausgeführt werden.
Die einzelnen Elemente dieser Bewegungsfolge lassen sich auch isoliert üben.

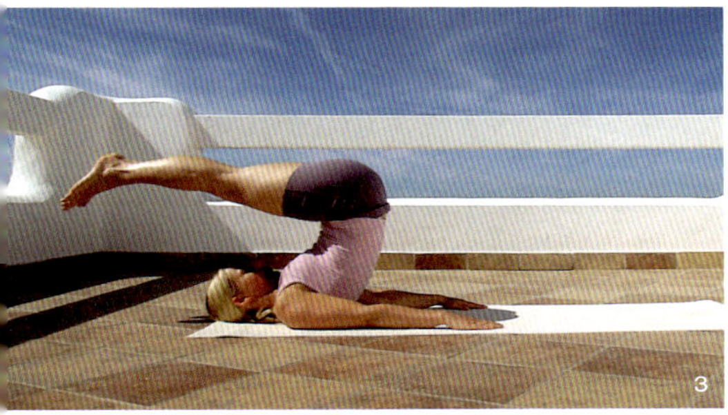
3

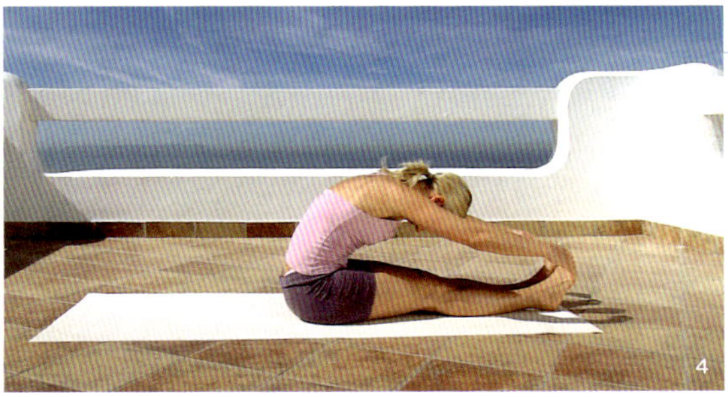
4

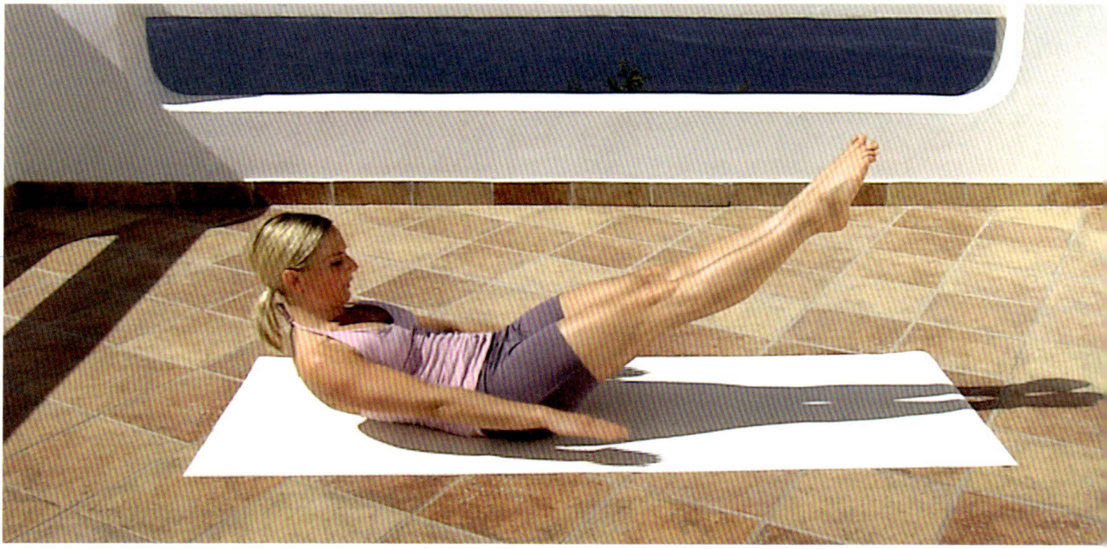

6

THE HUNDRED

Die Hundert

Intensive Kräftigung der gesamten Bauchmuskulatur und der vorderen Halsmuskulatur. Förderung der Ausatmung.

VORBEREITUNG

- Rückenlage. Die Arme liegen neben dem Körper.
- Beine sind angestellt.
- Die Wirbelsäule „lang“ denken und Powerhouse aktivieren.

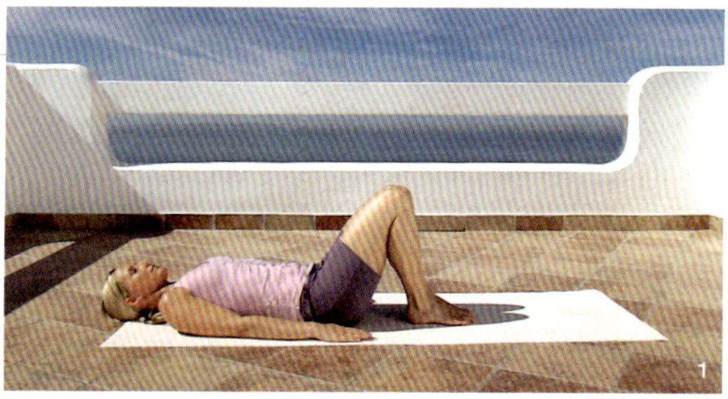

1

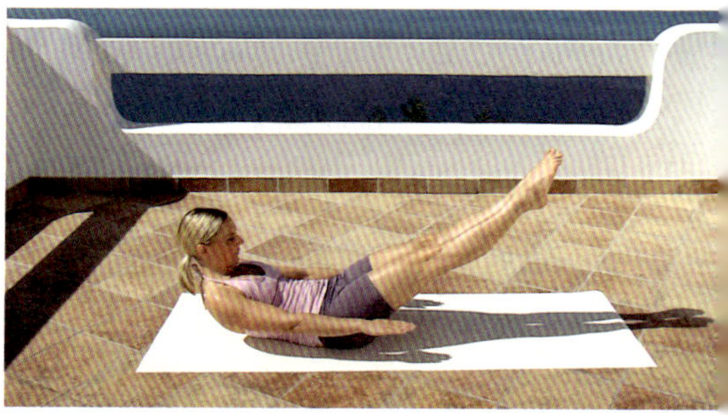

übungen

AUSFÜHRUNG

- Beim Ausatmen Kopf und Schultergürtel anheben.
- Die Rippen maximal in Richtung Becken ziehen, den Nacken entspannen.
- Kinn zum Brustbein führen, der Blick geht zu den Beinen.
- Beide Beine ausstrecken (Pilates-Position).
- Die Arme ein wenig anheben.
- Mit den Armen kleine Pumpbewegungen zum Boden ausführen – 5 nach oben und 5 nach unten.
- Beim Einatmen die Handflächen nach oben drehen.
- Ausatmen und mit den Handflächen nach unten zum Boden „pumpen."
- Der Atem fließt gleichmäßig im Rhythmus der Armbewegungen.

FOCUS

Den Rumpf ruhig und stabil, die Rippen in Richtung Becken gezogen halten.
Der Bauchnabel ist nach innen gezogen.
Der Nacken ist lang und entspannt.
Die Beine sind in Pilates-Position.
Den Atem stakkatoartig forcieren.
10 Atemzüge lang durchführen (entspricht 100 Pumpbewegungen).

MODIFIKATION

Fehlt die Bauchkraft, um den Rücken bei gestreckten Beinen zu stabilisieren, können die Knie gebeugt und etwas herangezogen werden.
Die Übung kann auch mit 5 Atemzügen begonnen und allmählich gesteigert werden.

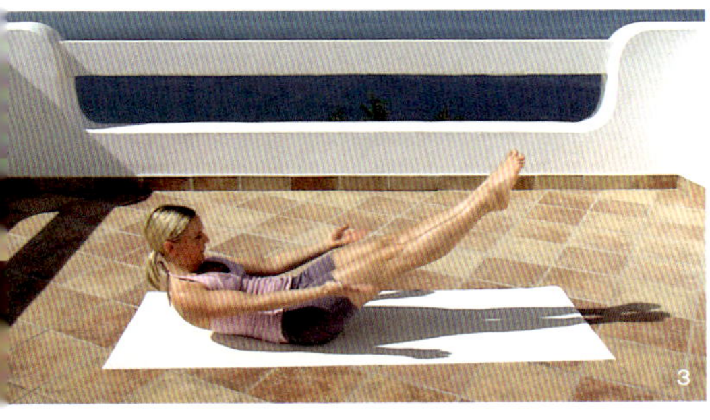

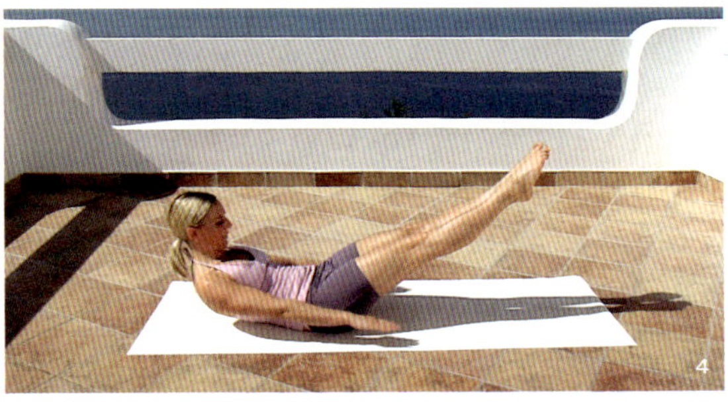

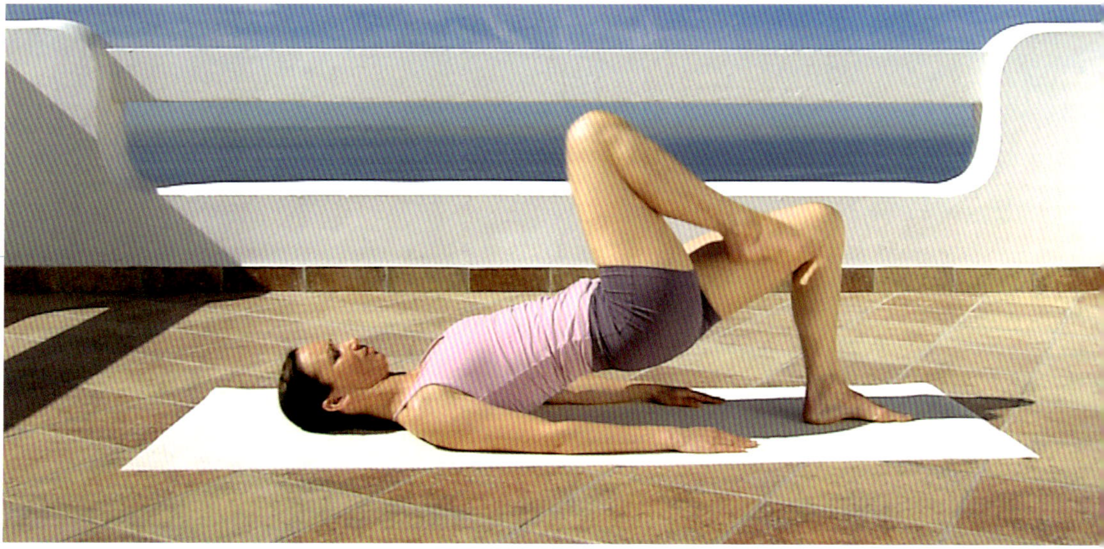

7
SHOULDER BRIDGE MIT BICYCLE

Schulterbrücke (Einbeinvariante)

Zur Kräftigung von Po und rückwärtiger Oberschenkelmuskulatur sowie zur Stabilisation von Bauch und Rücken. Dehnung über den vorderen Oberschenkel.

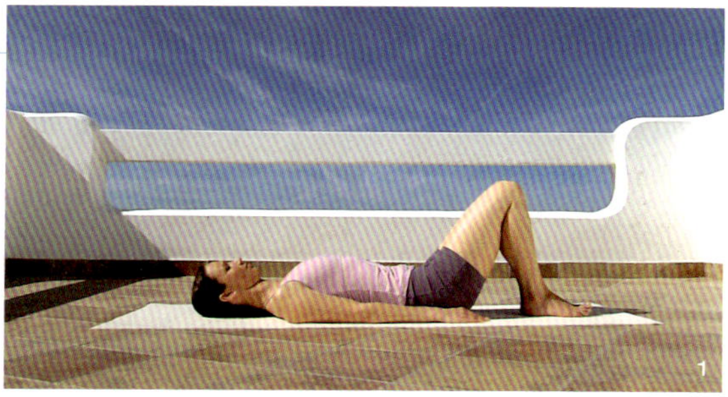

1

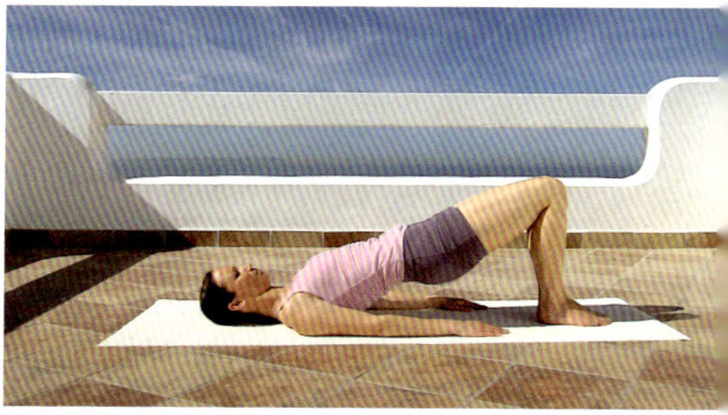

übungen

VORBEREITUNG

- Rückenlage. Die Arme ruhen neben dem Körper.
- Kopf und Schultern liegen entspannt am Boden, die Beine sind angestellt.
- Das Powerhouse aktivieren.
- Mit dem Einatmen Becken anheben und Wirbelsäule Wirbel für Wirbel hochrollen.
- Die Füße stehen unter dem Kniegelenk.

AUSFÜHRUNG

- Das Becken bleibt stabil auf einer Höhe und im Hüftgelenk gestreckt.
- Beim Ausatmen sinken die Rippen nach innen unten.
- Beim Einatmen das rechte Bein heben, beim Ausatmen strecken und senken. Im Atemtempo fließend wiederholen.
- Beim Ausatmen Wirbel für Wirbel zum Boden zurückrollen.
- Anschließend Seitenwechsel.

FOCUS

Das Becken angehoben und stabil halten.
Die Spannung im Bauch und Rücken bleibt erhalten.

MODIFIKATION

Bei fehlender Kraft auf der Körperrückseite können die Hände seitlich das Becken stützen.

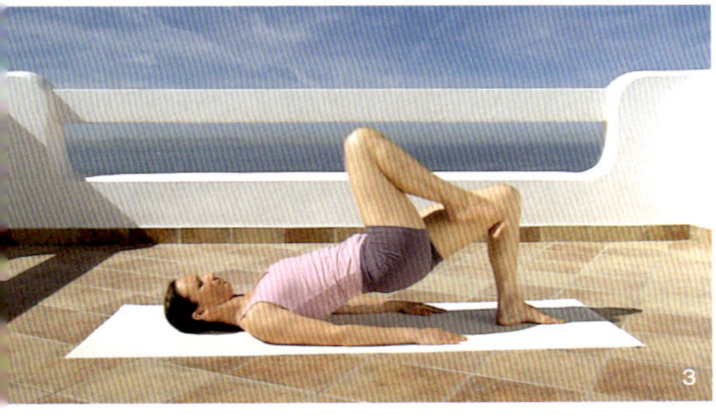

3

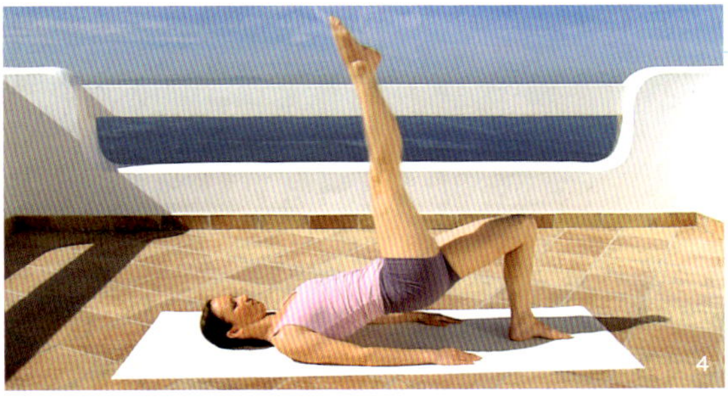

4

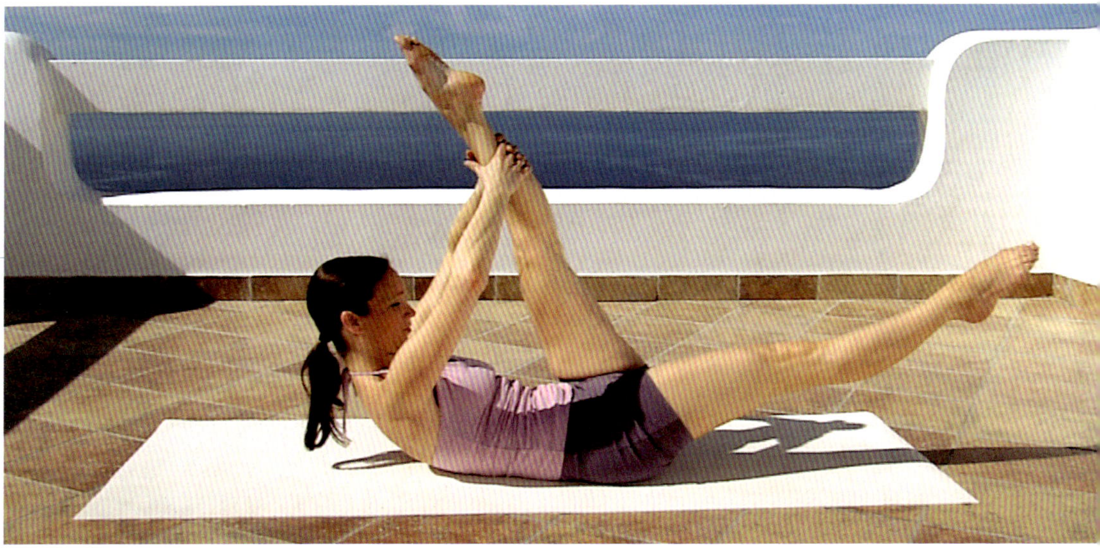

8
SINGLE STRAIGHT LEG STRETCH
Einbeindehnung gestreckt

Kräftigung der Bauchmuskulatur und Dehnung der Oberschenkelrückseiten.

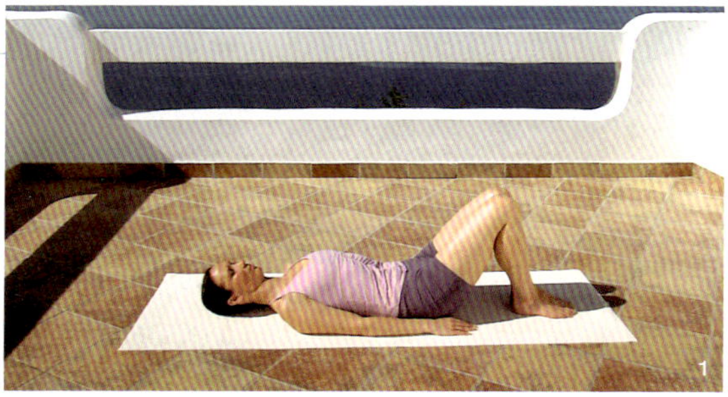

1

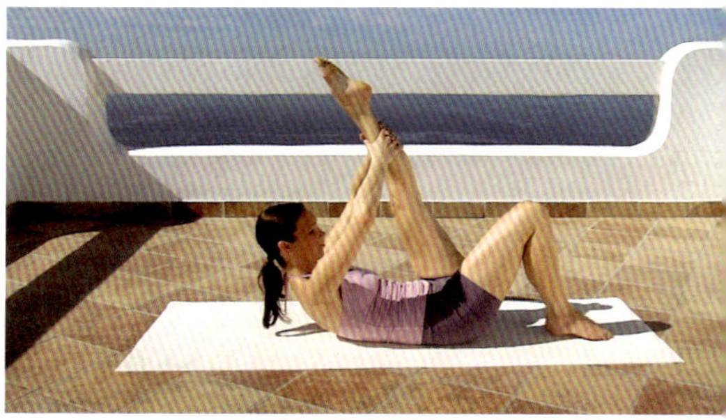

übungen

VORBEREITUNG

- Rückenlage. Die Beine sind angestellt.
- Das Powerhouse aktivieren.
- Kopf und Schultergürtel vom Boden anheben und oben halten.
- Den Bauchnabel nach innen ziehen.

AUSFÜHRUNG

- Das linke Bein anheben, den Unterschenkel mit beiden Händen umfassen und das Bein nach oben strecken.
- Das rechte Bein nach vorn strecken.
- Nun wird gewechselt: Die Hände vom linken Bein lösen und das rechte umfassen.
- Die Beine wie die Klingen einer Schere im Wechsel senken und anheben.
- Die Bewegung erfolgt gleichmäßig im Atemrhythmus.

FOCUS

Die Beinbewegung gleichmäßig und rhythmisch ausführen.
Der Rumpf bleibt völlig stabil.
Die Beine im Kniegelenk möglichst gestreckt halten.
Keine Bewegung im Becken zulassen.
Den Nacken entspannt halten.
Atem und Bewegung in Einklang bringen.

MODIFIKATION

Bei fehlender Bauchkraft die Klingen der Schere weniger tief zum Boden senken.
Bei eingeschränkter Dehnfähigkeit das zu dehnende Bein leicht im Knie beugen.

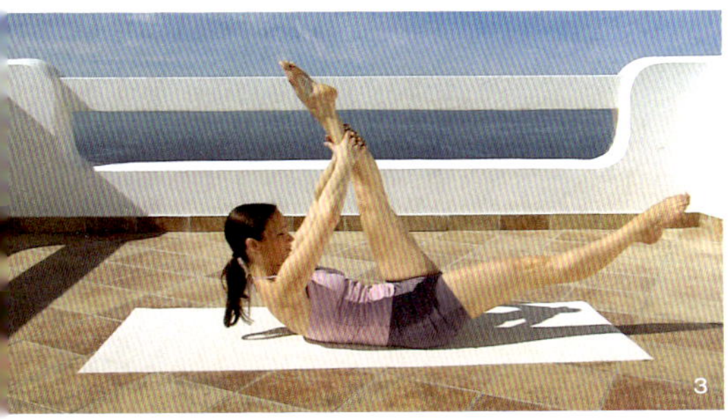
3

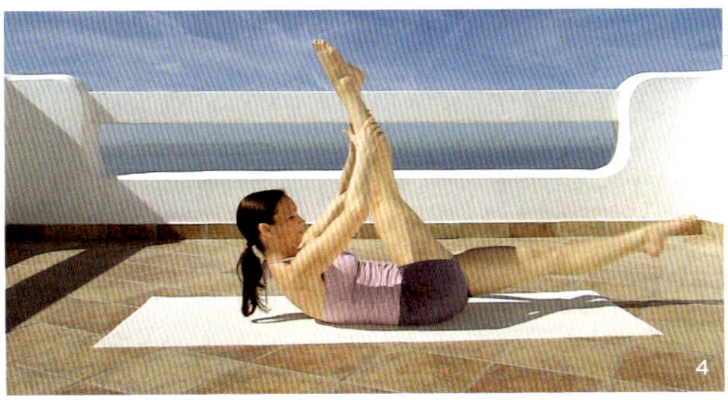
4

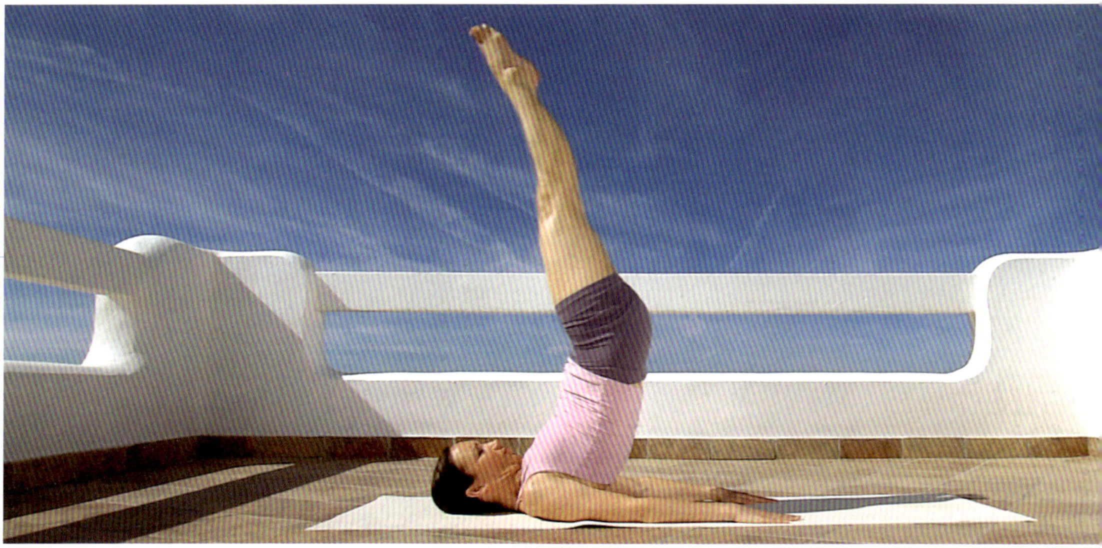

9
JACK KNIFE
Taschenmesser

Intensive Kräftigung der Bauchmuskulatur. Dehnung und Mobilisierung von Rücken und Nacken.

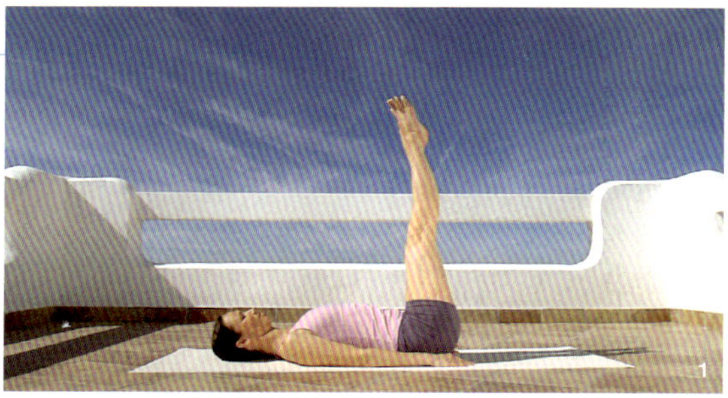

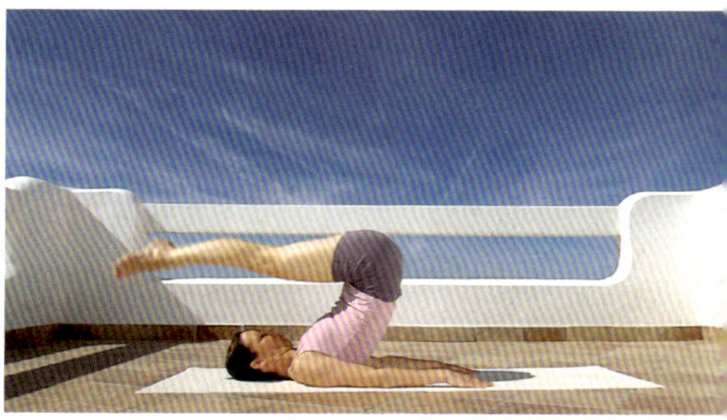

übungen

VORBEREITUNG

- Rückenlage. Die Beine geschlossen im rechten Winkel anheben.
- Bauch und Beckenboden fest anspannen.
- Die Arme liegen gestreckt am Körper, die Handflächen drücken leicht in die Matte.
- Einatmen.

AUSFÜHRUNG

- Beim Ausatmen die Wirbelsäule Wirbel für Wirbel nach hinten rollen, Beine und Becken über den Kopf führen.
- Mit dem Einatmen werden die Füße wie von einem Faden dynamisch senkrecht nach oben gezogen („Kerze").
- Ausatmen und Wirbel für Wirbel ablegen, bis das Kreuzbein auf dem Boden liegt, die Beine sind nach vorn gestreckt (Pilates-Position).
- Beim Einatmen die gestreckten Beine etwas absenken.
- Ausatmen und den Bewegungsablauf im Atemtempo wiederholen.

FOCUS

Atem und Bewegung in Einklang bringen.
Fließender, weicher Bewegungsablauf.
Die Übungsfolge ist sehr dynamisch und kraftvoll.
Die Kraft kommt aus dem Bauch (Powerhouse).
Die Beine sind geschlossen in Pilates-Position.
Kopf und Nacken am Boden halten.

MODIFIKATION

Die Arme können die Bewegung leicht unterstützen.
Das Zurückrollen aus der „Kerze" wird erschwert, wenn die Füße möglichst lange nach oben zeigen, und erleichtert, wenn die Beine beim Abrollen zum Kopf „eingeklappt" werden.

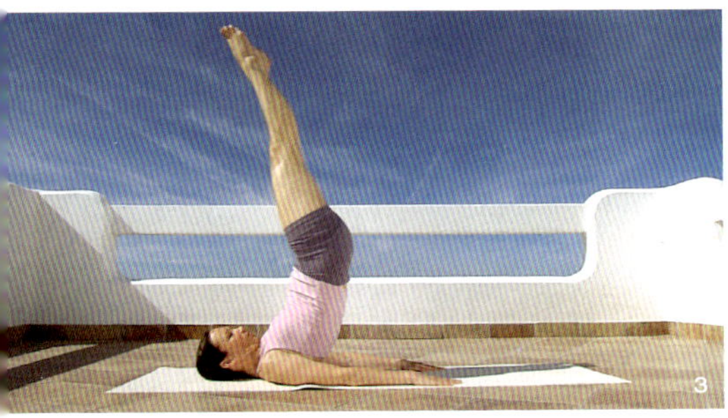

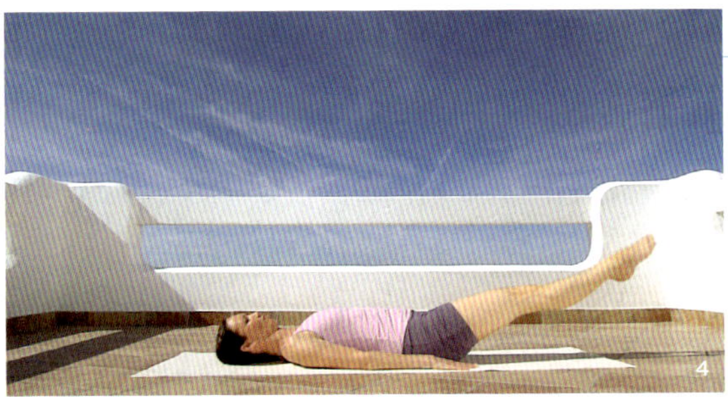

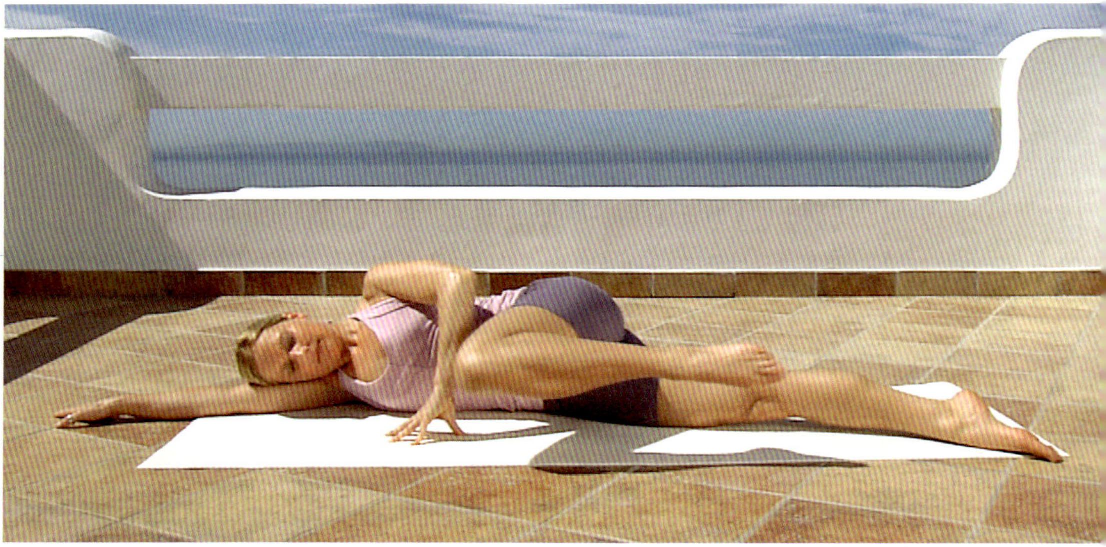

10
SIDE LEG SERIE (FRONT-BACK)

Seitliche Kicks (vor/rück)

Stabilisation der Körpermitte (Kräftigung des Powerhouse).

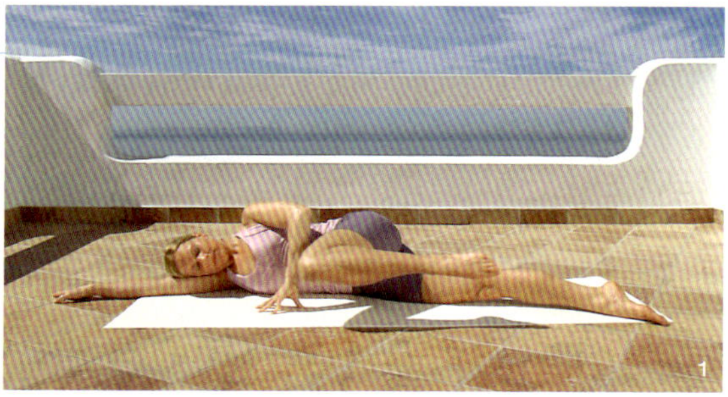

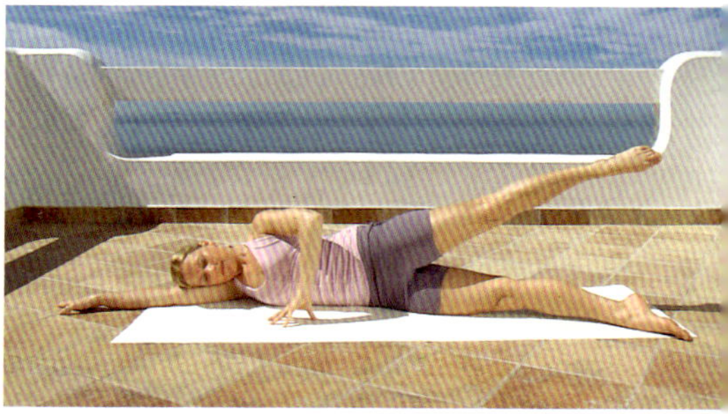

übungen

VORBEREITUNG

- Seitlage. Den unteren Arm in Verlängerung des Rumpfes ausstrecken oder unter dem Kopf anwinkeln.
- Mit der oberen Hand vor der Brust aufstützen. Beide Schulterblätter tief ziehen und Bauch, Po und den Beckenboden anspannen.
- Den Körper seitlich auf der Hüfte ausbalancieren.
- Die Fersen berühren sich, die Beine heben und gestreckt etwas vor der Körperlinie ablegen (etwa 30°).
- Den unteren Fußrücken in die Matte schieben.
- Das obere Bein ausdrehen und „lang" machen.

AUSFÜHRUNG

- Mit dem Einatmen das Knie des oberen Beines gebeugt nach vorn ziehen.
- Ausatmen und das Bein nach hinten strecken.
- Die Bewegung des Beines erfolgt dynamisch im Atemtempo.
- Das Bein bleibt auf Hüfthöhe.

FOCUS

Die Bewegung geht nur so weit, wie das Becken in der Mitte stabil gehalten werden kann.
Spannung von den Fingerspitzen bis zu den Zehen.
Es bewegt sich nur das obere Bein.

MODIFIKATION

Das untere Bein hilft, die Position zu stabilisieren, indem der untere Fußrücken leichten Druck in die Unterlage gibt.
Die Vorstellung, dass ein Faden an Scheitel und Steißbein den Körper in die Länge zieht, unterstützt die Stabilisation.

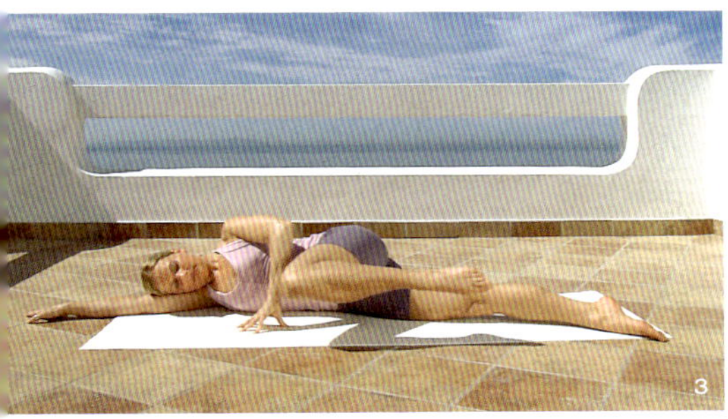

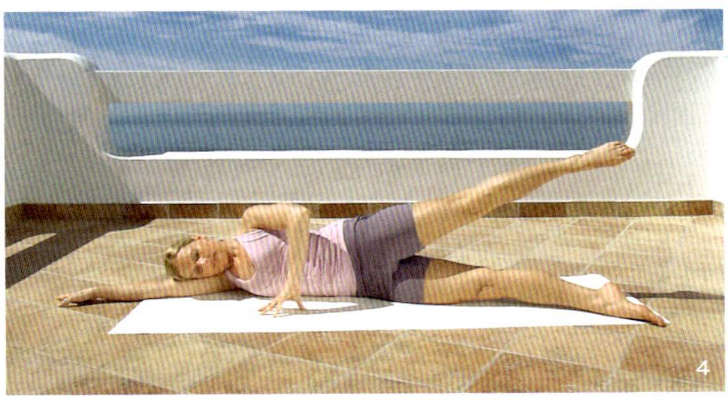

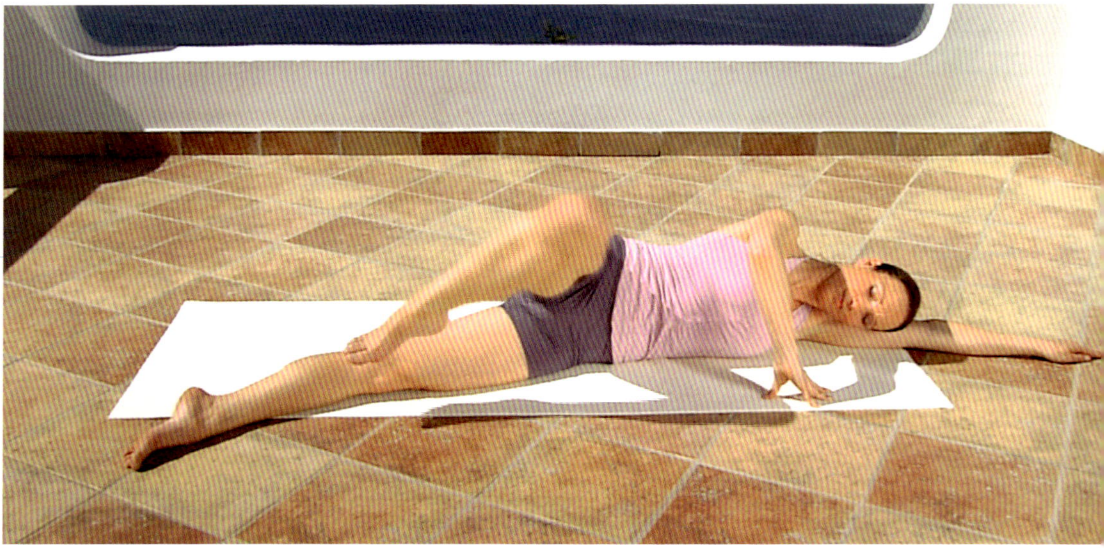

11

SIDE LEG CIRCLES

Seitliches Beinkreisen

Kräftigung der Bauch- und Rückenmuskulatur und Mobilisation des Hüftgelenks. Stabilisation der Körpermitte.

VORBEREITUNG

- Seitlage. Den unteren Arm in Verlängerung des Rumpfes ausstrecken oder unter dem Kopf anwinkeln.
- Mit der oberen Hand vor der Brust aufstützen. Beide Schulterblätter tief ziehen und Bauch, Po und den Beckenboden anspannen.

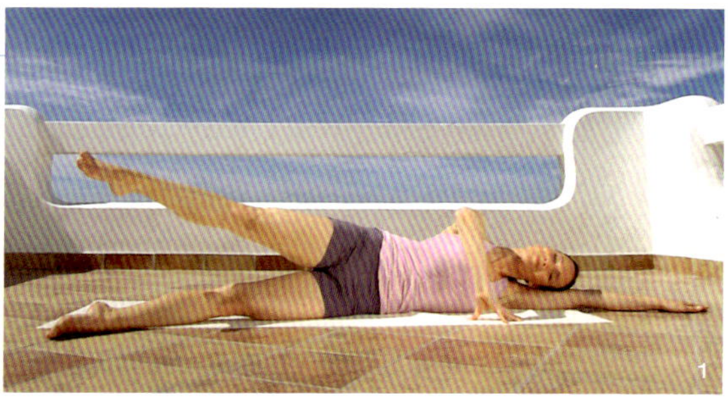

1

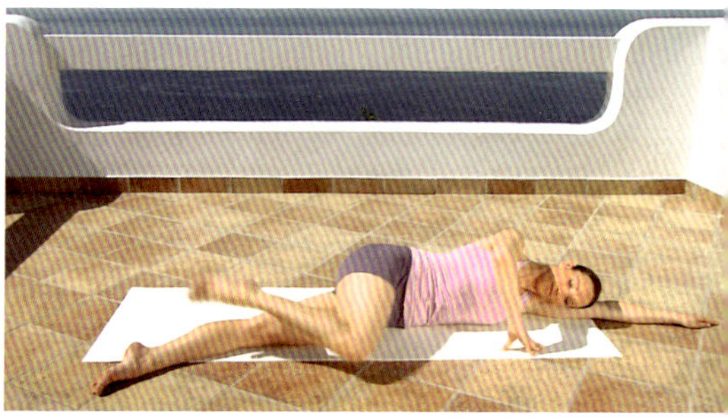

übungen

- Den Körper seitlich auf der Hüfte ausbalancieren.
- Die Fersen schließen, die Beine heben und gestreckt etwas nach vorn ablegen (etwa 30°).
- Den unteren Fußrücken in die Matte drücken.
- Das obere Bein ausdrehen und „lang" machen.

AUSFÜHRUNG

- Das obere Bein mit gebeugtem Knie anheben und abwechselnd Kreise nach innen und außen zu einer fließenden Bewegung verbinden. Beide Kreise ergeben zusammen die Form einer Acht (Achterbewegungen).
- Die Bewegung kommt aus dem Hüftgelenk.
- Die Kreisrichtung im Atemrhythmus wechseln.

FOCUS

Das Becken bleibt völlig ruhig. Das Powerhouse durchgehend stabil halten.

MODIFIKATION

Die Beinkreise mit gebeugtem Knie bedingen eine größere Rotation im Hüftgelenk und erfordern somit mehr Stabilisationsarbeit. Fällt die präzise Ausführung noch schwer, können auch mit gestrecktem Bein kleine Kreise aus dem Hüftgelenk ausgeführt werden.

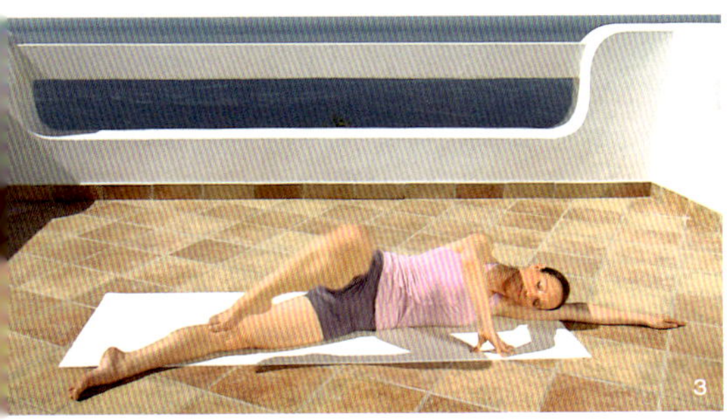

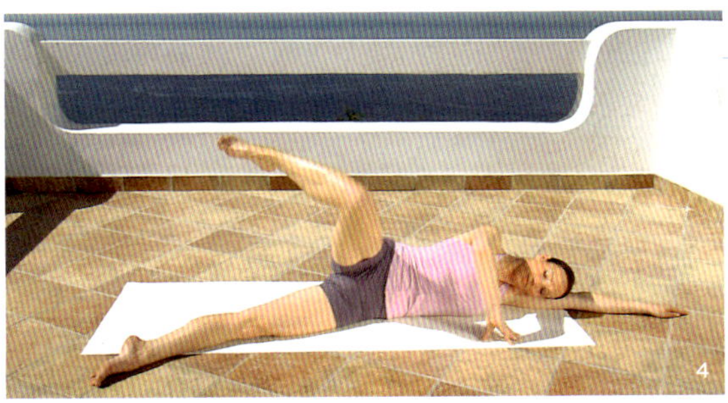

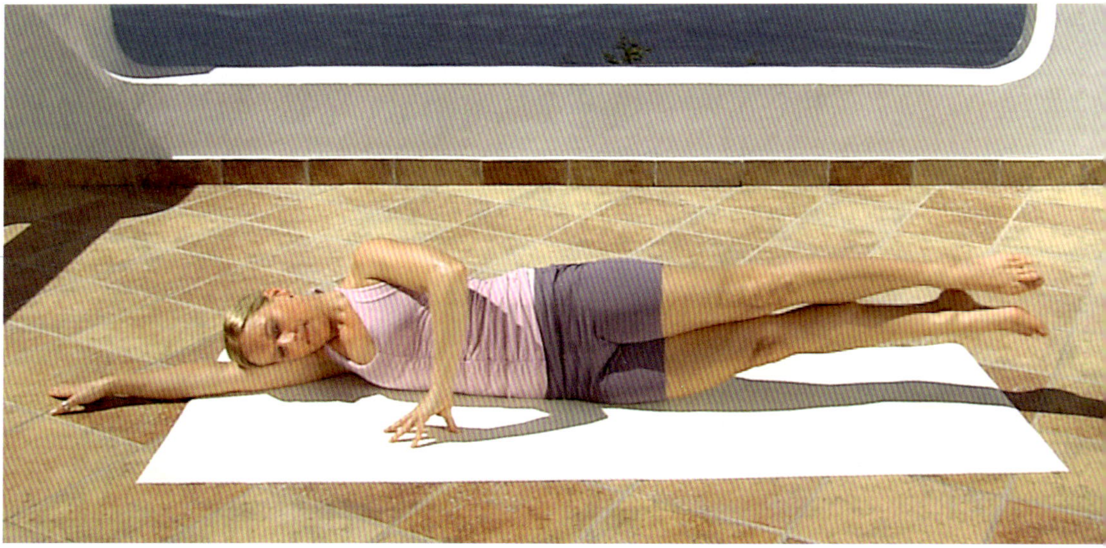

12

SIDE LEG LIFTS

Seitliches Beinheben

Stabilisation der Körpermitte und intensive Kräftigung der seitlichen Rumpfmuskulatur.

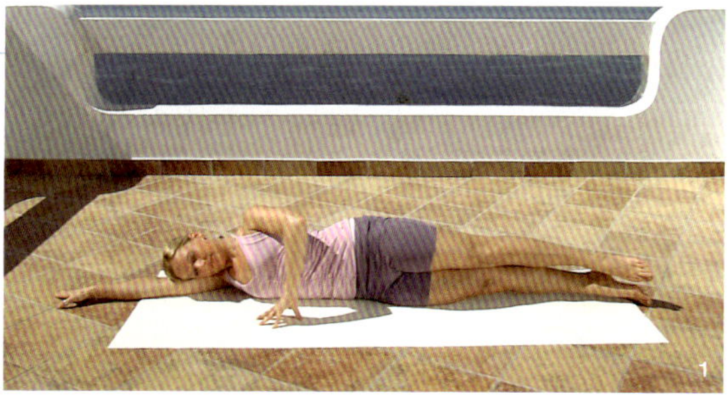

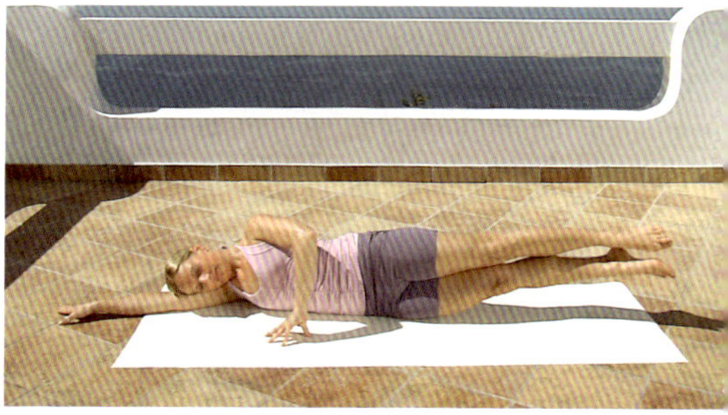

übungen

VORBEREITUNG

- Seitlage. Den unteren Arm in Verlängerung des Rumpfes aus- strecken.
- Mit der oberen Hand vor der Brust aufstützen. Beide Schul- terblätter tief ziehen und Bauch, Po und den Beckenboden an- spannen.
- Beide Beine strecken, die Fersen berühren sich.
- Die Füße anheben.
- Den Körper seitlich auf der Hüfte ausbalancieren.
- Eine Linie vom Scheitel bis zu den Zehenspitzen bilden.

AUSFÜHRUNG

- Mit dem Einatmen die geschlos- senen Beine anheben.
- Beim Ausatmen die Beine senken.
- Das Powerhouse durchgehend stabil halten.

FOCUS

Becken und Rumpf bleiben völlig ruhig. Die Fersen zusammenhal- ten (Pilates-Position).

MODIFIKATION

Der Double Leg Lift ist auch mit leicht gebeugter Hüfte möglich. Po und Beckenboden werden dabei weniger gefordert wie bei der gestreckten Variante.

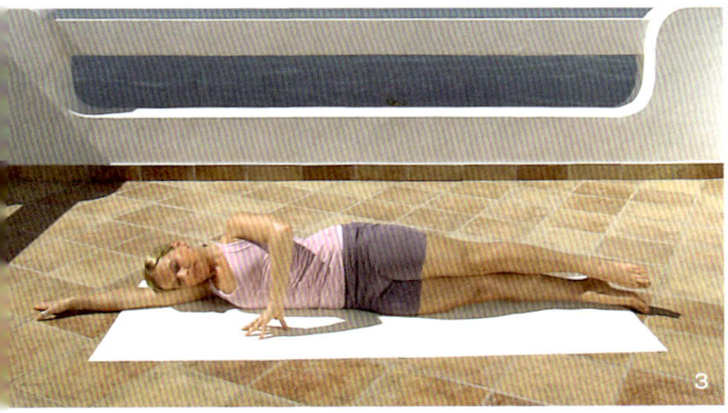

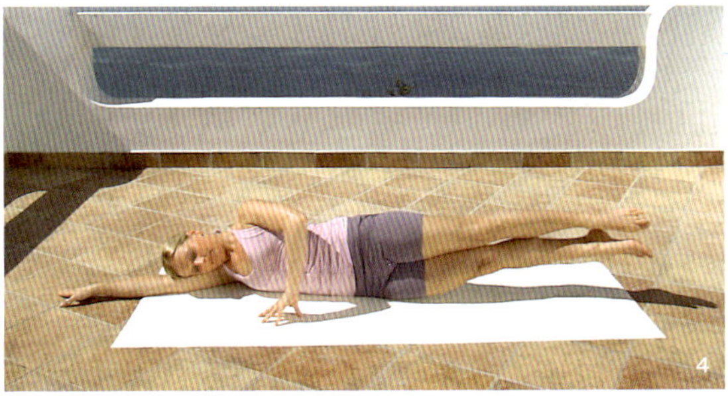

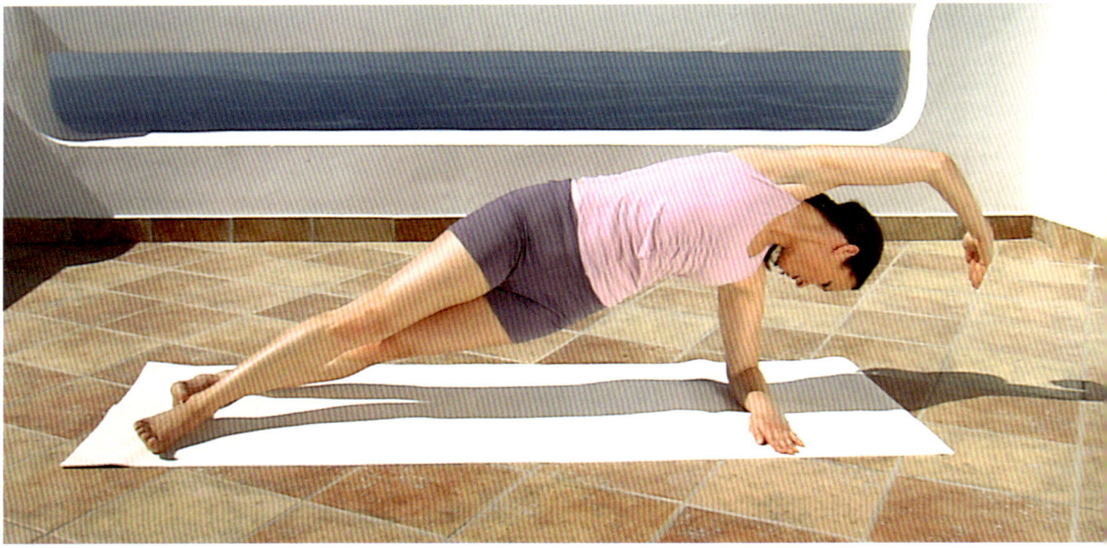

13

SIDE BENDING

Seitliches Beugen

Stärkung der Stützmuskulatur im oberen Rücken, den Schultern und Armen sowie der seitlichen Rumpfmuskeln.

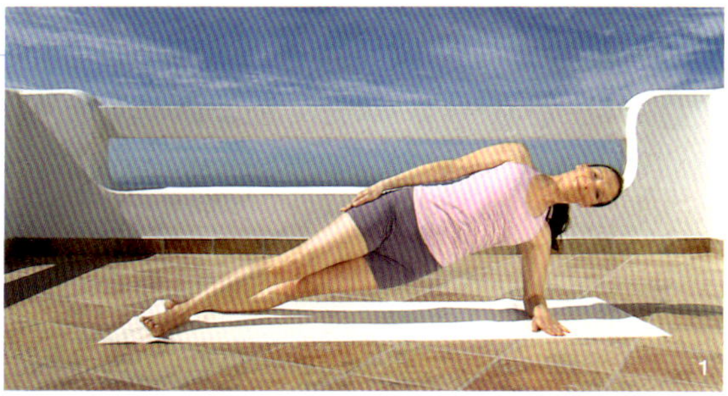

1

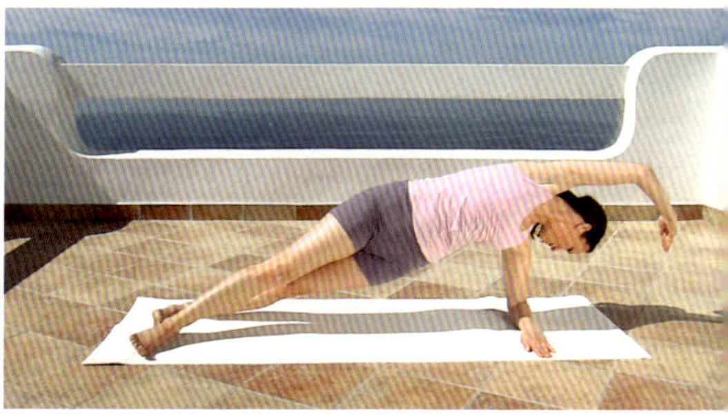

übungen

VORBEREITUNG

- Seitlage. Auf dem Unterarm abstützen. Der Ellbogen befindet sich direkt unter dem Schultergelenk.
- Füße, Hüften und Schultern in einer Linie ausrichten.
- Die Wirbelsäule „lang“ denken.
- Das Powerhouse aktivieren.
- Das Becken anheben. Die Hüfte ist völlig gestreckt.

AUSFÜHRUNG

- Mit dem Einatmen den Arm über den Kopf führen, das Becken nach oben mitziehen und den Kopf nach unten drehen (Blick zum Ellbogen).
- Ausatmen, den Arm zurückführen und das Becken wieder ein wenig sinken lassen – der Blick wandert zum Oberschenkel.
- Den Stütz durchgehend aktiv halten.

FOCUS

Die Aufmerksamkeit liegt auf dem gehaltenen Stütz. Der Schultergürtel darf nicht einsinken.
Die Hüfte bleibt völlig gestreckt und das Powerhouse fest angespannt.

MODIFIKATION

Fehlt die Kraft, das gesamte Körpergewicht zu halten, kann das Aktivieren des Stützes zunächst mit dem Becken am Boden geübt werden.
Die einzelnen Elemente der Übung – Kopf drehen, Arm heben, Becken bewegen – lassen sich auch erst isoliert üben.

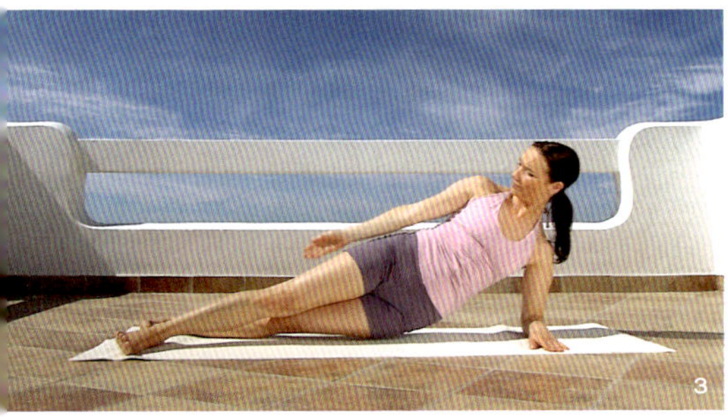

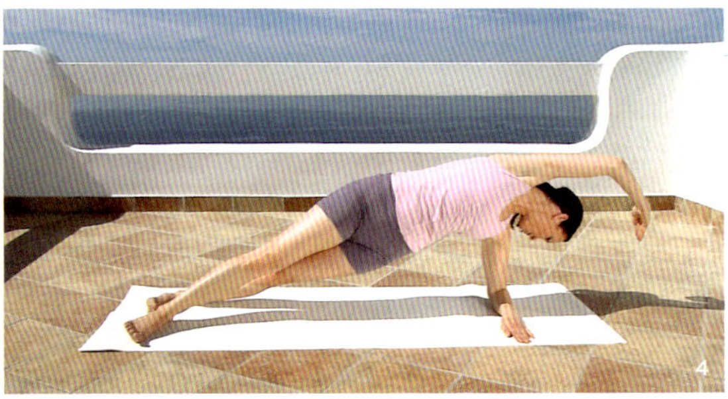

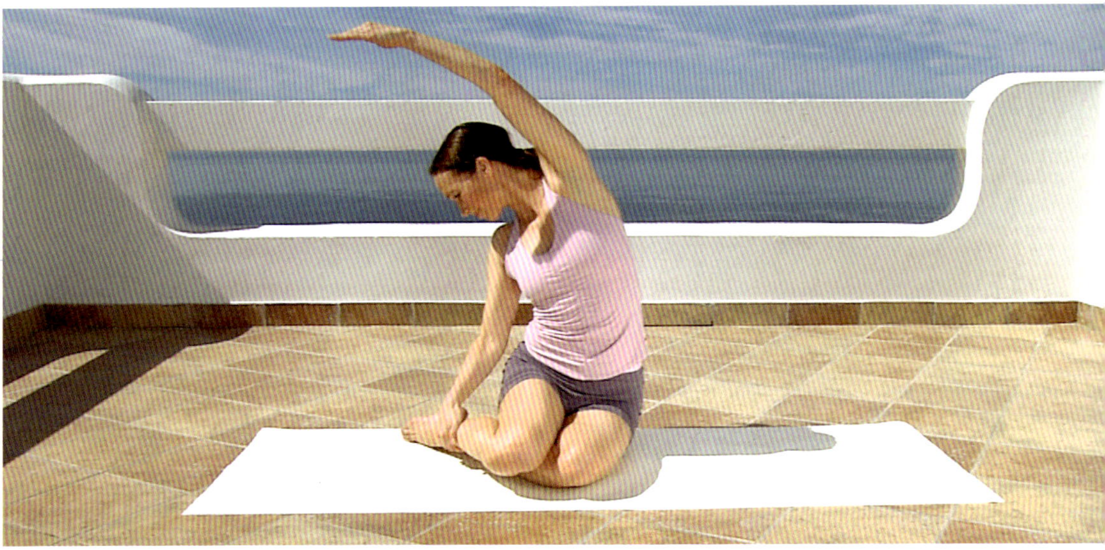

14

THE MERMAID

Die Meerjungfrau

Dehnung der seitlichen Bauch- und Rückenmuskeln. Intensivierung der Ein- und Ausatmung in den seitlichen Brustkorb.

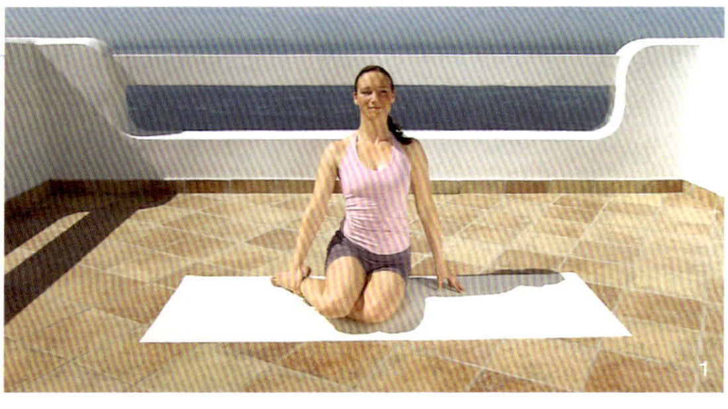

1

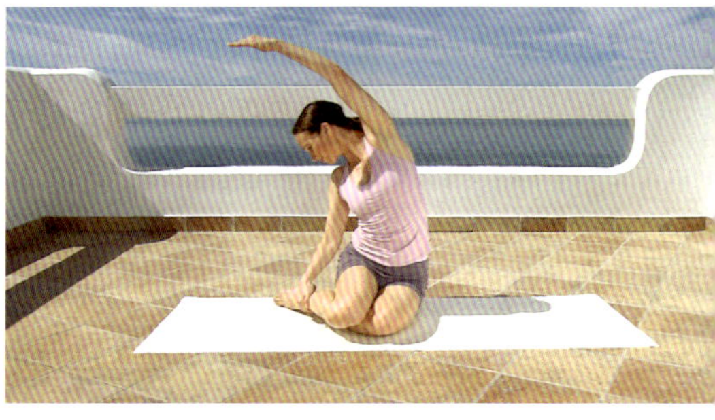

übungen

VORBEREITUNG

- Seitlicher Sitz, die Beine liegen angewinkelt übereinander.
- Die Wirbelsäule ist aufrecht und das „muskuläre Korsett“ aktiv.

AUSFÜHRUNG

- Beim Einatmen den linken Arm über die Seite in einem weiten Bogen über den Kopf führen.
- Der Blick geht zur Hand auf dem Boden.
- Die Rippen ziehen in Richtung Becken, die Bauchmuskeln stützen die Wirbelsäule wie ein Korsett.
- Die Seite dehnen und ausatmen.
- Arm und Rumpf in die Ausgangsposition zurückführen.
- Im Atemrhythmus die Seiten wechseln.

FOCUS

Die Bewegung weich und geschmeidig aus dem Rumpf ausführen.
Tief und bewusst atmen.
Die Wirbelsäule gestreckt und die Schultern tief halten.

MODIFIKATION

Lässt sich in dieser Sitzposition der Rücken nicht aufrichten, kann das untere Bein nach vorn gezogen (Hürdensitz) oder das Becken mit einem Kissen unterlagert werden. Bei stark eingeschränkter Hüftbeweglichkeit ist der Schneidersitz eine weitere Variante.

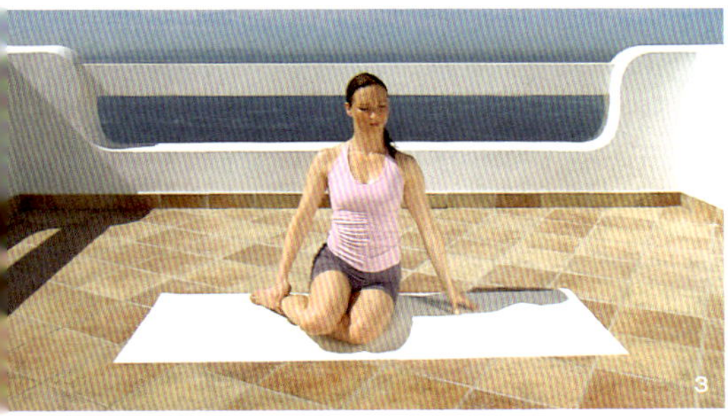

3

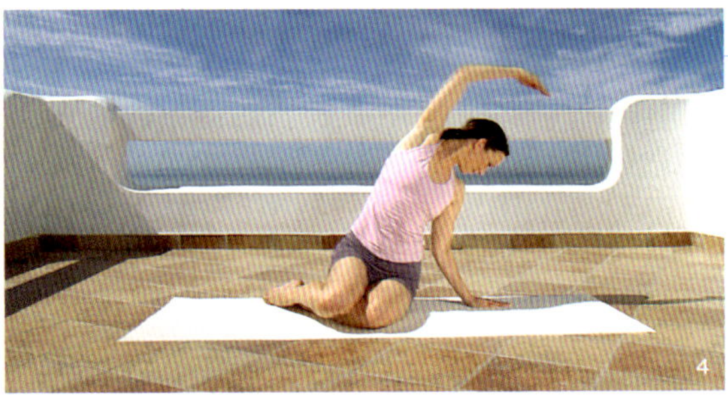

4

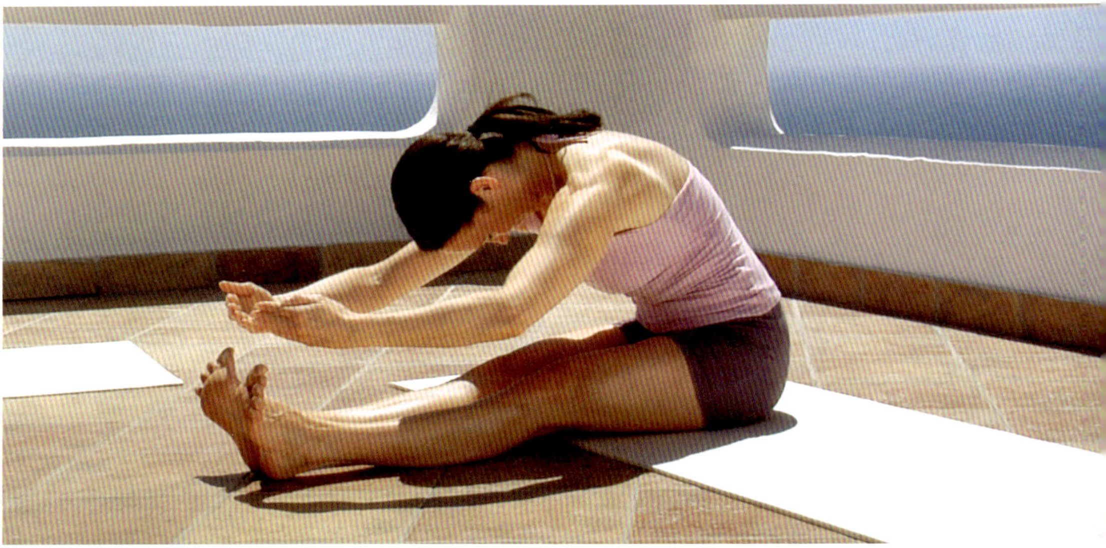

15
SPINE STRETCH
Wirbelsäulendehnung

Zur Dehnung des Rückens und zur Mobilisation der Brustwirbelsäule. Kräftigung der tiefen Bauchmuskeln.

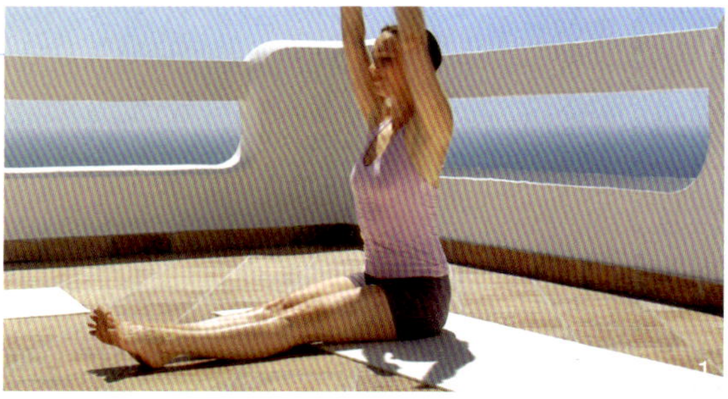

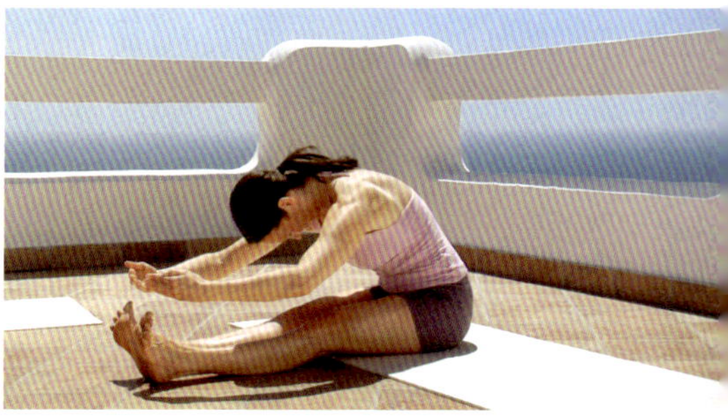

übungen

VORBEREITUNG

- Im Langsitz die Wirbelsäule aufrichten.
- Die Beine hüftbreit oder geschlossen nach vorn strecken, die Füße leicht nach außen drehen.

AUSFÜHRUNG

- Mit dem Einatmen beide Arme seitlich nach oben über den Kopf führen. Die Wirbelsäule „lang“ denken.
- Beim Ausatmen das Powerhouse aktivieren und den Rumpf über einen gedachten Ball nach vorn rollen.
- Die Fingerspitzen in Richtung Füße strecken. Die Füße anziehen.
- Einatmen, den Oberkörper Wirbel für Wirbel aufrollen und die Füße strecken. Die Arme hierbei erneut über den Kopf führen.

FOCUS

Die Bewegung aus der Brustwirbelsäule ausführen, Becken und Lendenwirbelsäule stabil halten.
Hals- und Brustwirbelsäule in eine harmonische Beugung bringen.
In der Beugebewegung die Ausatmung forcieren.

MODIFIKATION

Bei eingeschränkter Beweglichkeit der rückwärtigen Beinmuskulatur fällt die Übung mit geöffneten Beinen und leicht gebeugten Knien leichter. Die Vorstellung, dass ein Faden am Scheitel den Körper in die Länge zieht, unterstützt die Streckung der Wirbelsäule.

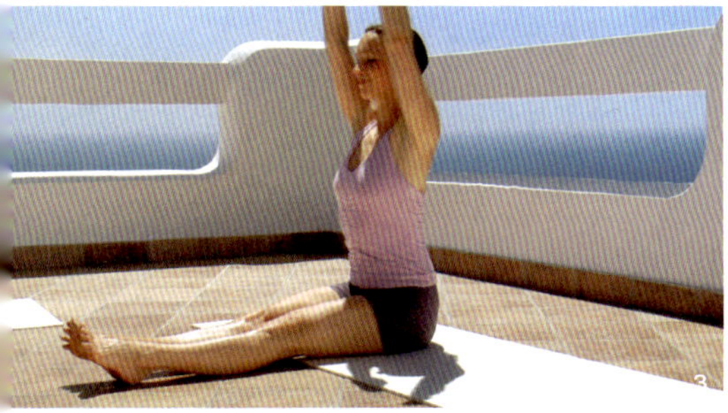
3

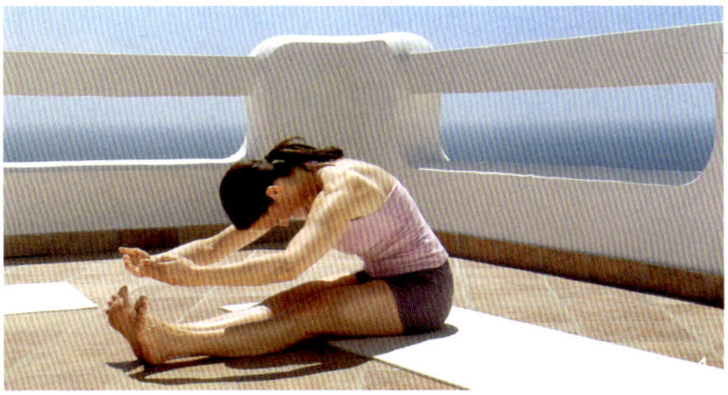
4

matten

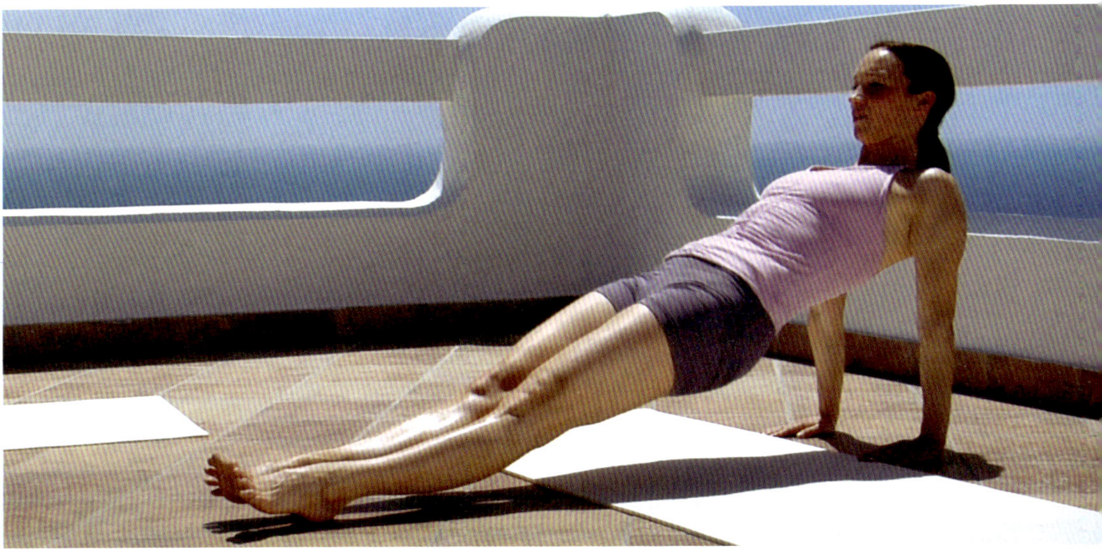

16

SUPINE PLANK

Rückwärtige Planke

Kräftigung der gesamten rückwärtigen Muskulatur sowie der Schulter- und Armmuskulatur.

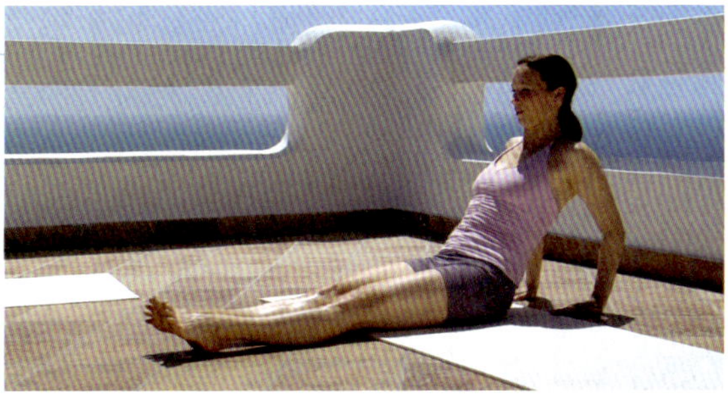

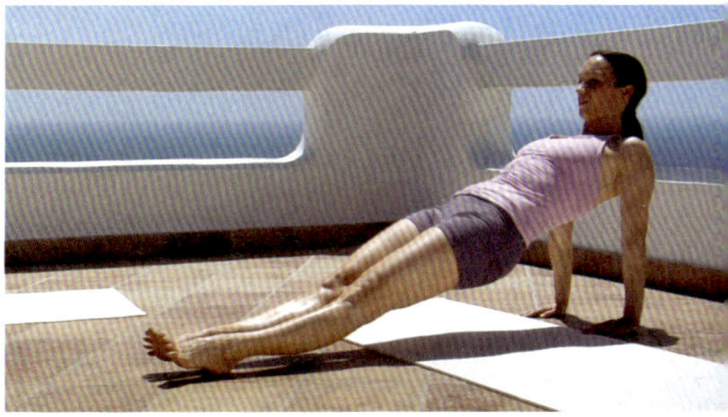

übungen

VORBEREITUNG

- Im Langsitz die Wirbelsäule aufrichten. Den Oberkörper leicht zurückneigen
- Die Hände stehen eingedreht unter dem Schultergelenk.

AUSFÜHRUNG

- Mit dem Einatmen das Schambein in Richtung Brustbein ziehen. Der gestreckte Körper bildet eine Diagonale.
- Das Becken anheben und den Körper in der Diagonale halten.
- Ausatmen und das Becken senken, die Arme bleiben gestreckt.
- Den Nacken strecken.

FOCUS

Die korrekte Stützposition (Handgelenk unter Schultergelenk) halten.
Den Stütz im oberen Rücken nicht verlieren, im Schultergürtel nicht einsinken.

MODIFIKATION

Wenn die Hände beim Stützen ein wenig erhöht sind (z. B. kleine Bank oder Yoga Klötze), wird die Übung leichter. Bei Problemen in den Handgelenken eventuell die Rotation in der Schulter verändern (etwas aus- oder eindrehen).

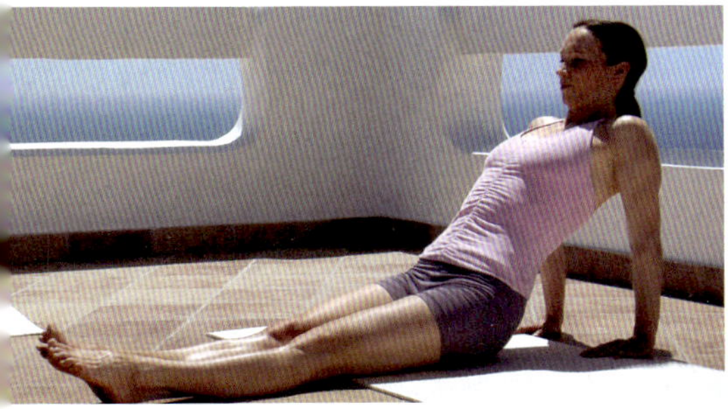

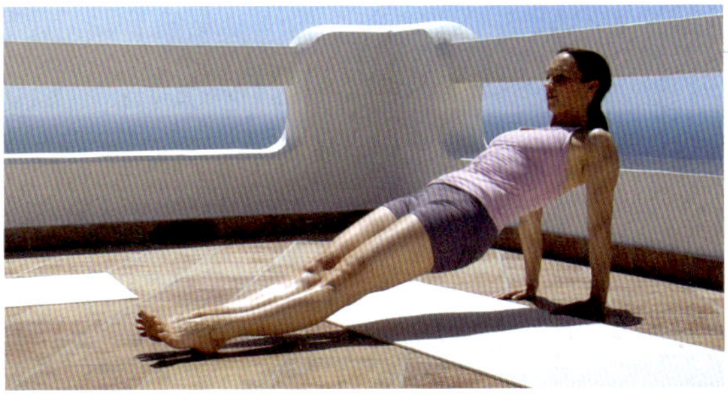

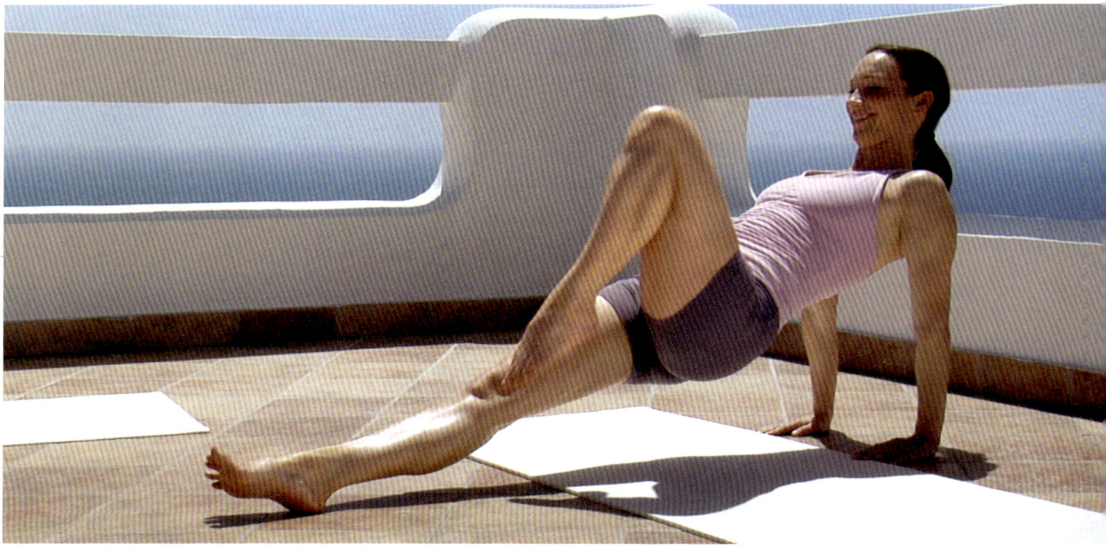

17 SUPINE PLANK – LEG PULL UP

Rückwärtige Planke mit Beinzug

Kräftigung der gesamten rückwärtigen Muskulatur sowie der Schulter- und Armmuskulatur.

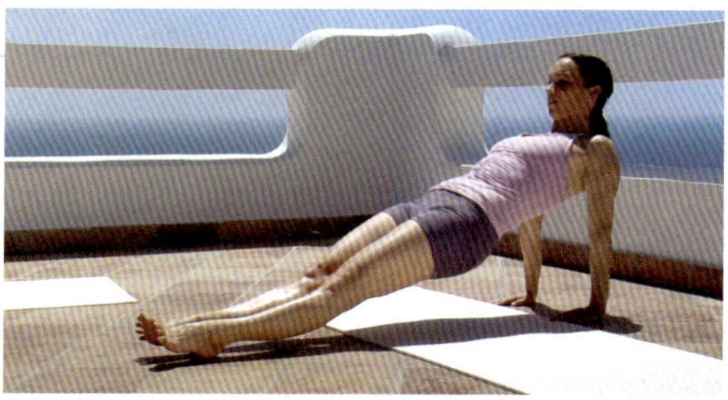

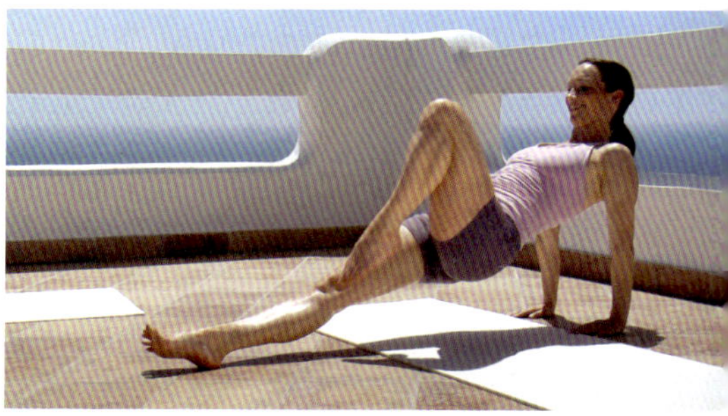

übungen

VORBEREITUNG

- Im Langsitz die Wirbelsäule aufrichten. Den Oberkörper leicht zurückneigen.
- Die Hände stehen eingedreht unter dem Schultergelenk.

AUSFÜHRUNG

- Das Schambein in Richtung Brustbein ziehen. Der gestreckte Körper bildet eine Diagonale.
- Einatmen, das Becken anheben und den Körper in der Diagonale halten.
- Mit dem Ausatmen ein Bein anbeugen und zum Körper ziehen.
- Einatmen, das Bein wieder strecken und mit dem Ausatmen den Po absetzen.
- Anschließend Seitenwechsel.

FOCUS

Der gesamte Körper hält die Spannung.
Die Schulterblattmuskeln fixieren den Stütz.
Die Kniegelenke nicht überstrecken.
In den Ellenbogengelenken ein wenig „weich" bleiben.
Den Blick auf den Bauch richten.

MODIFIKATION

Ist das Anheben des Beines im Stütz noch nicht möglich, einen Fuß leicht machen und die Zehen ein wenig über dem Boden heranziehen.

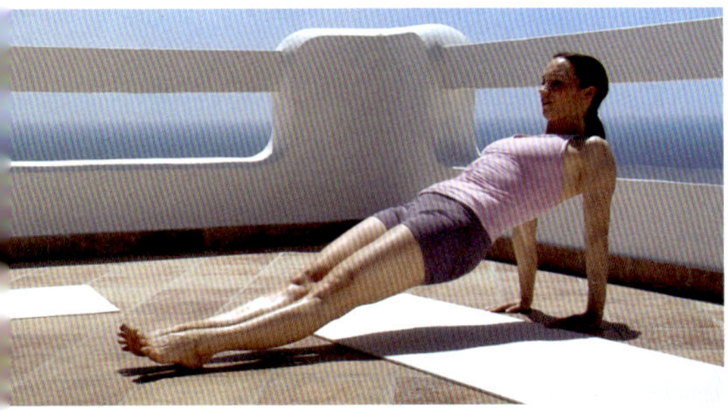

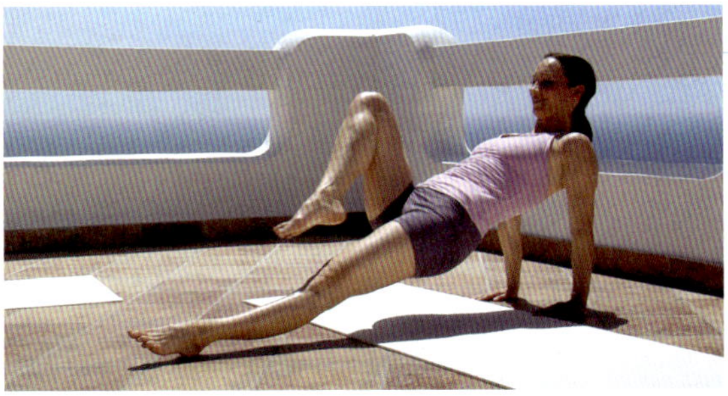

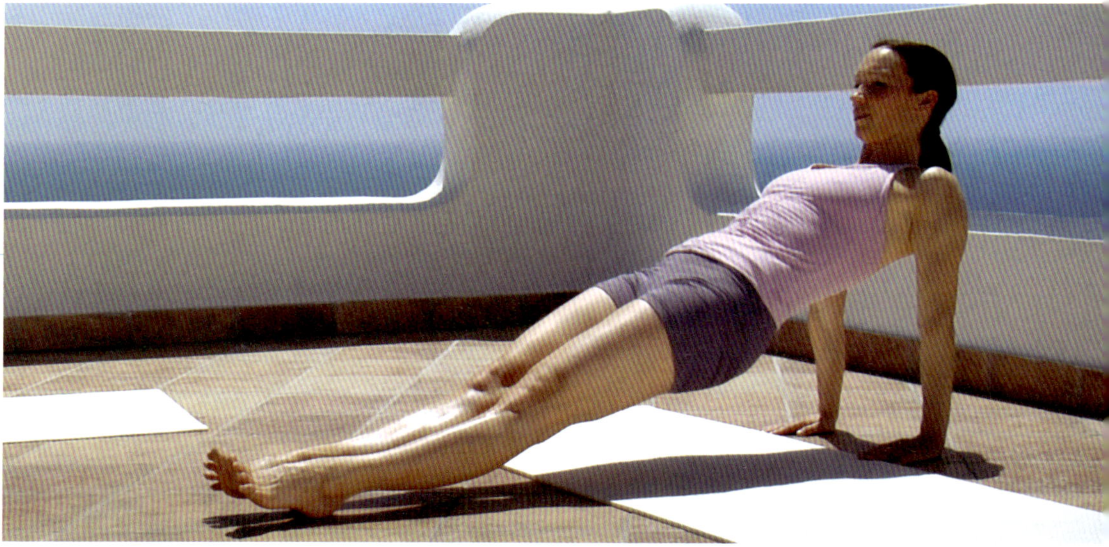

18
KOMBINATION
SPINE STRETCH UND LEG PULL UP

VORBEREITUNG

- Im Langsitz die Wirbelsäule aufrichten.
- Die Beine hüftbreit oder geschlossen nach vorn strecken, die Füße leicht nach außen drehen.
- Powerhouse aktivieren.

AUSFÜHRUNG

- Mit dem Einatmen beide Arme seitlich nach oben über den Kopf führen. Die Wirbelsäule „lang" denken.

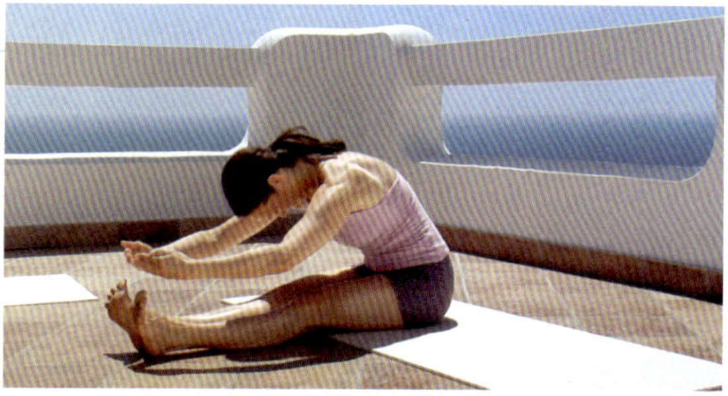

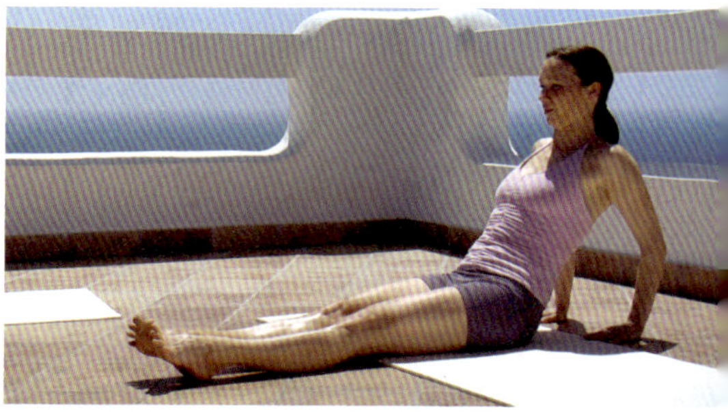

übungen

- Beim Ausatmen den Rumpf über einen gedachten Ball nach vorn rollen.
- Die Fingerspitzen in Richtung Füße strecken. Die Füße anziehen.
- Einatmen, den Oberkörper Wirbel für Wirbel aufrollen und die Füße strecken. Die Arme hierbei erneut über Kopf führen.
- Beim Ausatmen die Hände hinter den Körper führen. Die Hände stehen eingedreht unter dem Schultergelenk.
- Das Schambein in Richtung Brustbein ziehen. Der gestreckte Körper bildet eine Diagonale.
- Einatmen, das Becken anheben und den Körper in der Diagonale halten.
- Beim Ausatmen ein Bein beugen.
- Einatmen und das Bein wieder strecken.
- Ausatmen und das andere Bein heranziehen.
- Einatmen und das Bein strecken.
- Ausatmen und das Becken senken.

FOCUS

Atem und Bewegung ganz entspannt zu einer fließenden Bewegungsabfolge verbinden, bei der die Spannung im Powerhouse dauerhaft gehalten wird.
Alle Kraft kommt aus der stabilen Körpermitte.

MODIFIKATION

Die Übungen können auch einzeln und mit einigen Atemzügen dazwischen ausgeführt werden.

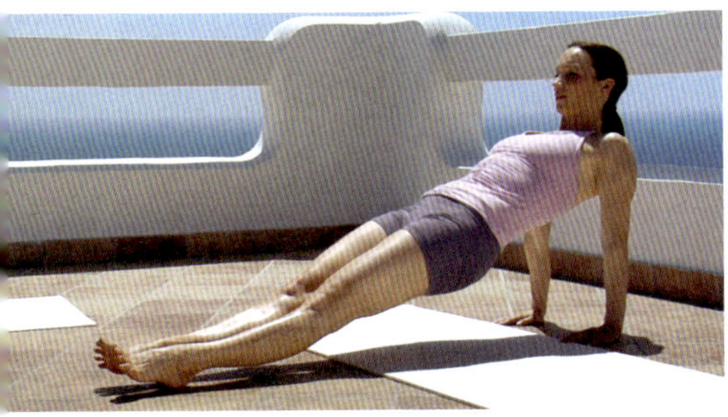

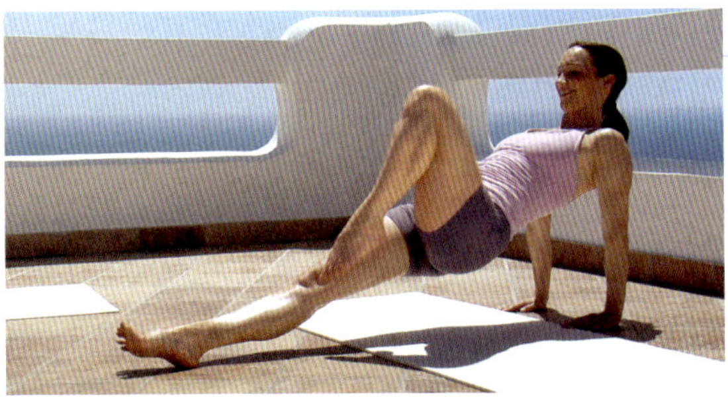

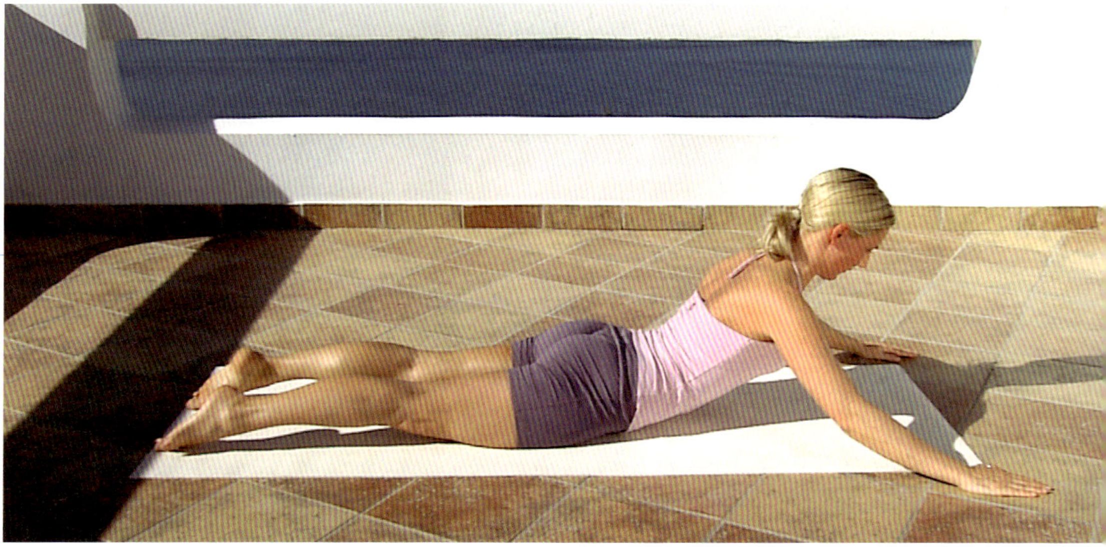

19
THE SWAN
Der Schwan

Kräftigung der gesamten Körperrückseite, insbesondere der Rückenmuskulatur, und Dehnung der Körpervorderseite (Bauch, Hüfte und Oberschenkel).

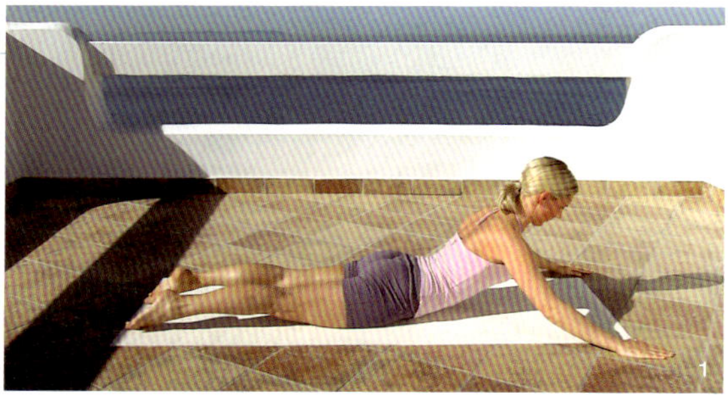

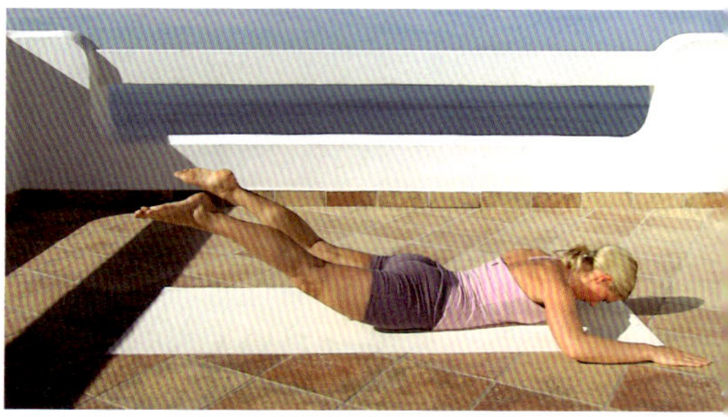

übungen

VORBEREITUNG

- Bauchlage. Die Arme liegen gebeugt in U-Form neben dem Kopf.
- Die gestreckten Beine liegen leicht geöffnet am Boden.
- Bauch, Po und Beckenboden anspannen. Das Schambein gibt leichten Druck in die Unterlage.

AUSFÜHRUNG

- Beim Einatmen Kopf, Schultern und Oberkörper vom Boden anheben und den Rücken aufrichten. Die Hände bleiben am Boden.
- Mit dem Ausatmen den Oberkörper senken und die Beine nach oben bewegen.
- Nun Oberkörper und Unterkörper abwechselnd im Atemrhythmus bewegen.
- Das Becken hält dauerhaft Bodenkontakt.

>> FOCUS

Bauch, Po und Beckenboden sind fest angespannt.
Der Nacken bleibt lang.
Die Arme stützen möglichst wenig.
Nur so viele Wiederholungen ausführen, wie Bauch und Rückenmuskeln die Position problemlos halten können.
Die Übung dynamisch und kontrolliert ausführen.

MODIFIKATION

Tempo und Atemfrequenz können gesteigert werden.
Bei Rückenbeschwerden oder fehlender Kraft in Bauch und Rücken die Übung langsamer ausführen und nicht zu hoch kommen!

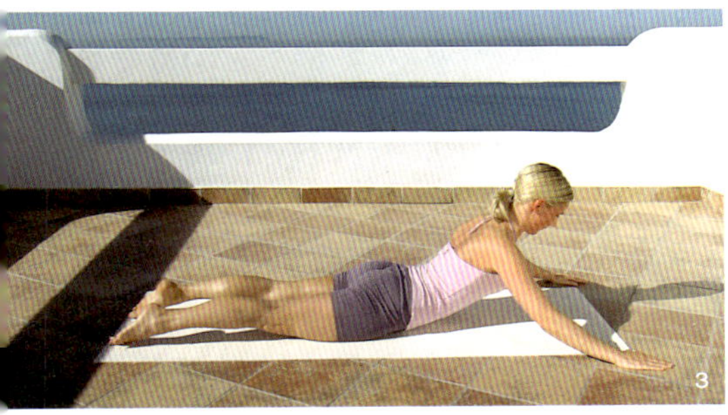
3

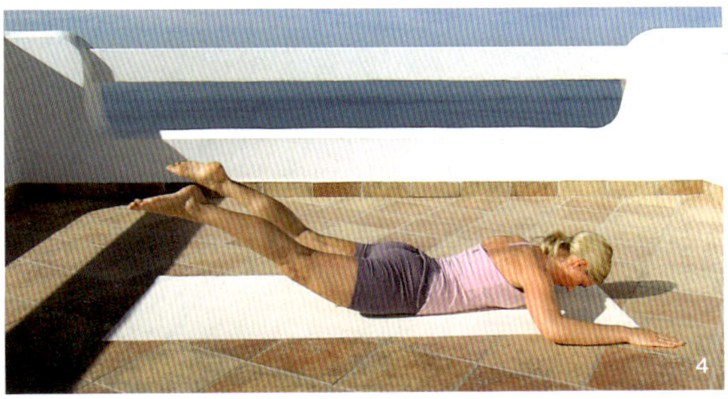
4

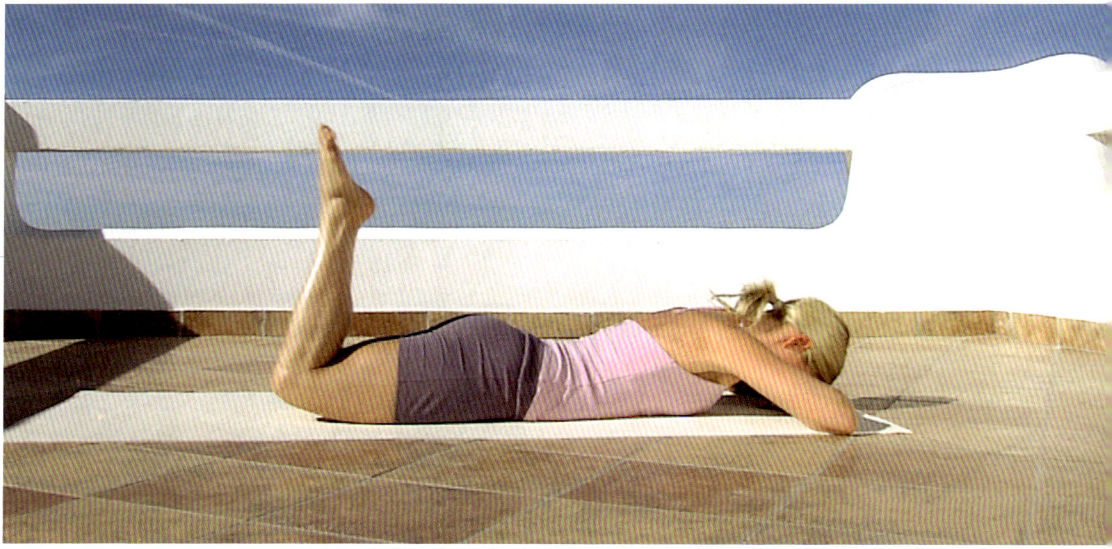

20.1
DOUBLE LEG KICK
Beidbeiniger Kick (Unterkörper)

Kräftigung von Po, Beckenboden und Oberschenkelrückseite. Dehnung über die Hüfte.

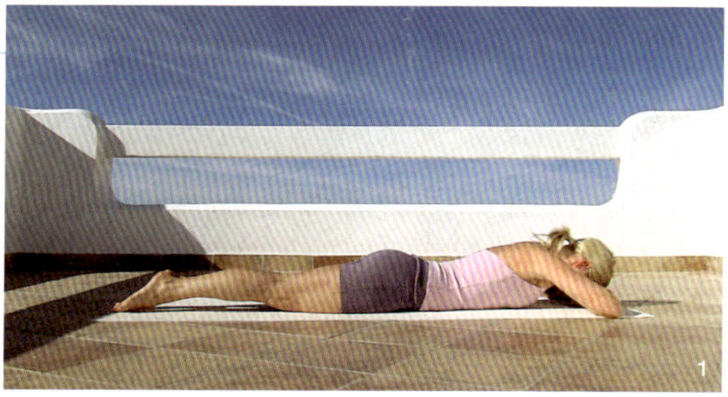

1

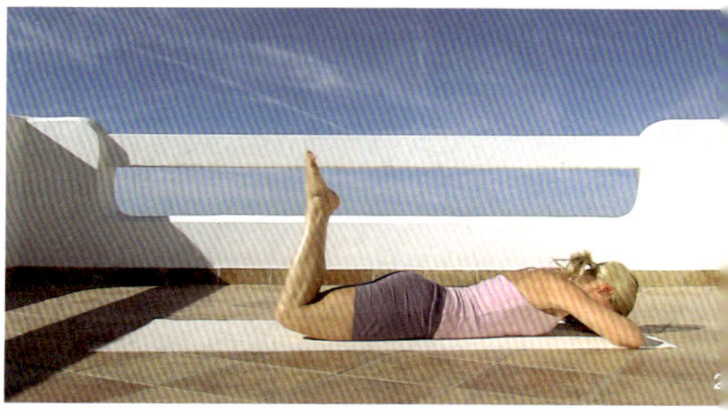

2

übungen

VORBEREITUNG

- Bauchlage. Die Stirn liegt auf den übereinandergelegten Händen.
- Die Beine sind gestreckt und die Fersen berühren sich.
- Das Powerhouse aktivieren.

AUSFÜHRUNG

- Einatmen und die Fersen geschlossen zum Po ziehen (kicken). Die Hüfte bleibt dabei gestreckt am Boden.
- Beim Ausatmen die Beine strecken, dabei die Knie vom Boden lösen und die Oberschenkel gegeneinanderspannen.
- Die angehobenen Beine gestreckt halten.

FOCUS

Die Konzentration liegt auf dem Powerhouse.
Die Hüfte stabil am Boden halten.

MODIFIKATION

Die Knie während der Übung geöffnet lassen, wodurch die Kniegelenke entlastet werden. Bei Schwierigkeiten die Fersen nicht so weit heranziehen.
Weit Fortgeschrittene kicken mit den Fersen zweimal kurz und dynamisch, bevor sie die Beine wieder strecken.

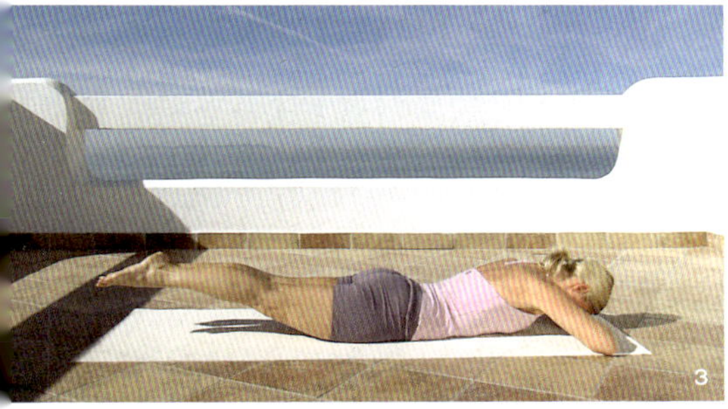

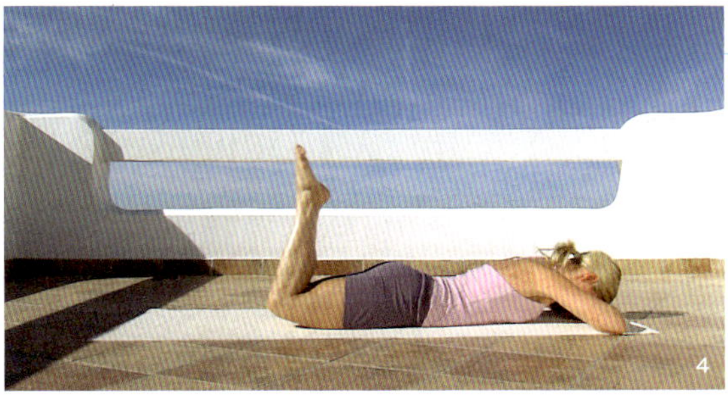

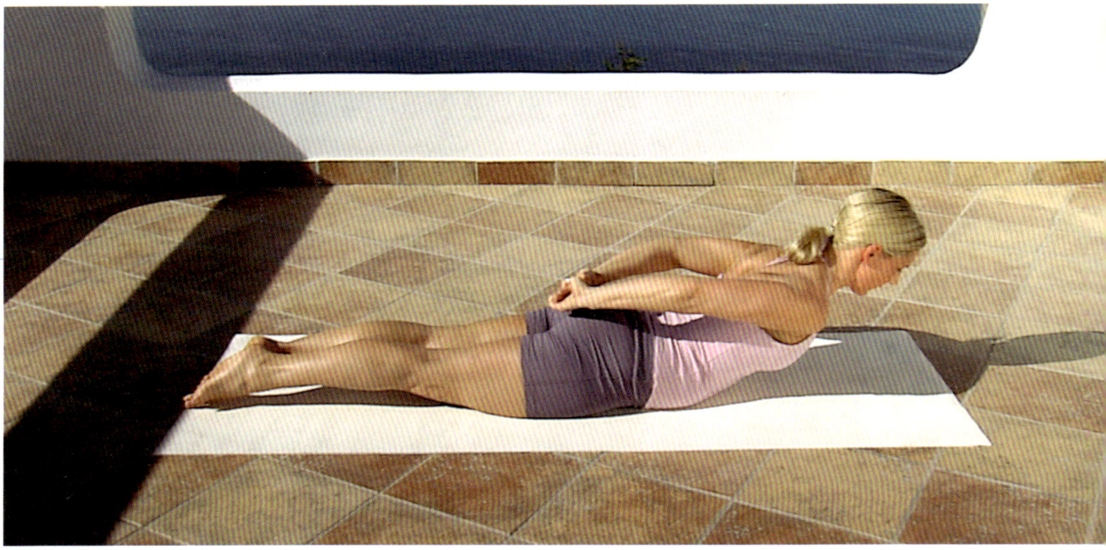

20.2
DOUBLE LEG KICK
Beidbeiniger Kick (Oberkörper)

Kräftigung der Rückenmuskulatur und Dehnung der vorderen Schultermuskulatur.

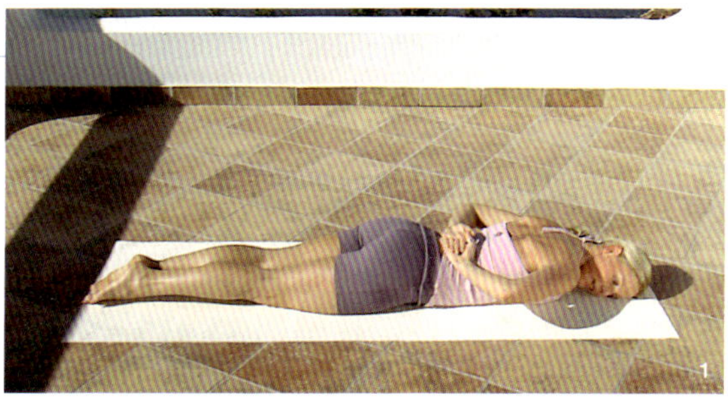
1

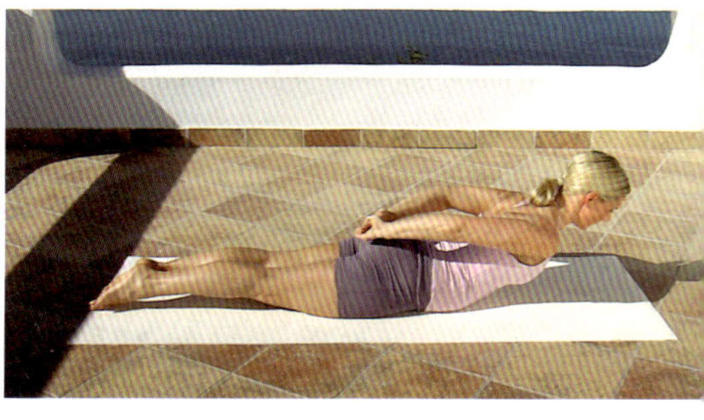

übungen

VORBEREITUNG

- Bauchlage. Die Hände fassen sich locker im unteren Rücken.
- Der Kopf liegt zur Seite gedreht am Boden.
- Die Beine sind gestreckt.
- Das Powerhouse aktivieren.

AUSFÜHRUNG

- Einatmen. Der Kopf liegt auf der Seite.
- Mit dem Ausatmen Kopf und Schultern ein wenig vom Boden heben.
- Den Nacken lang strecken und den Blick zum Boden richten.
- Die Handflächen ziehen die Schultern gleichzeitig in Richtung Fersen.
- Danach den Kopf zur anderen Seite ablegen und die Hände zurück zum unteren Rücken führen.
- Anschließend Seitenwechsel.

FOCUS

Der Nacken bleibt lang gestreckt, Bauch und Po sind fest angespannt.

MODIFIKATION

Wenn diese Handposition unangenehm ist, können die Arme auch neben den Hüften gehalten und mit dem Aufrichten ausgedreht und beim Ablegen eindreht werden.

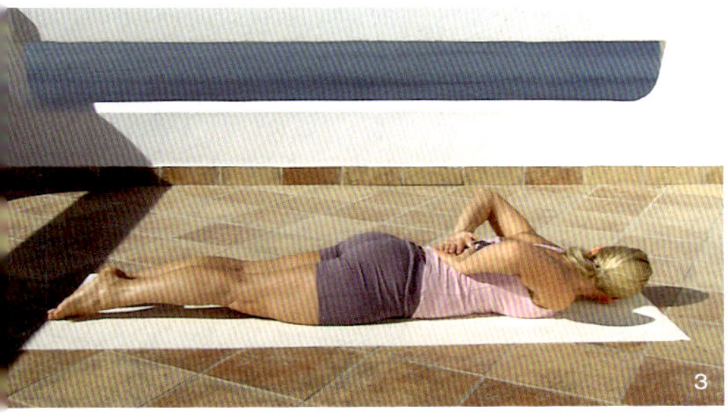

3

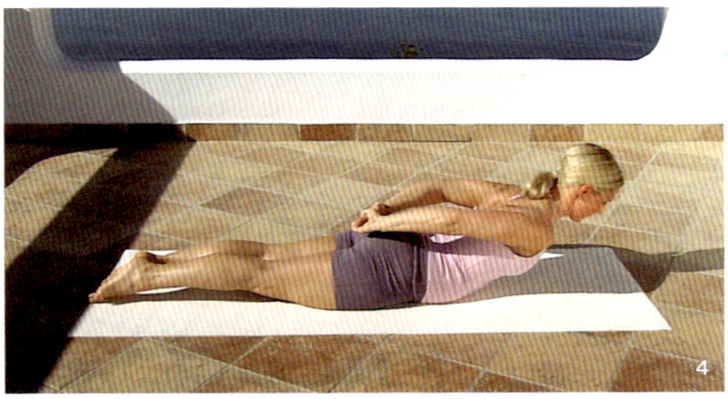

4

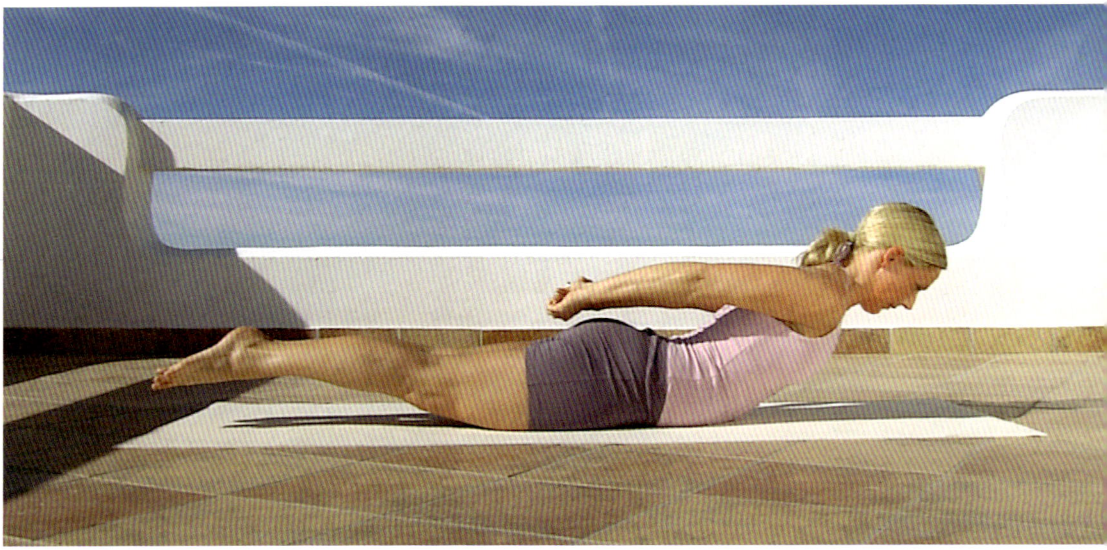

20.3 DOUBLE LEG KICK (KOMPLETT)

Kräftigung von Po, Beckenboden und Oberschenkelrückseite. Kräftigung der Rückenmuskulatur und Dehnung der vorderen Schultermuskulatur.

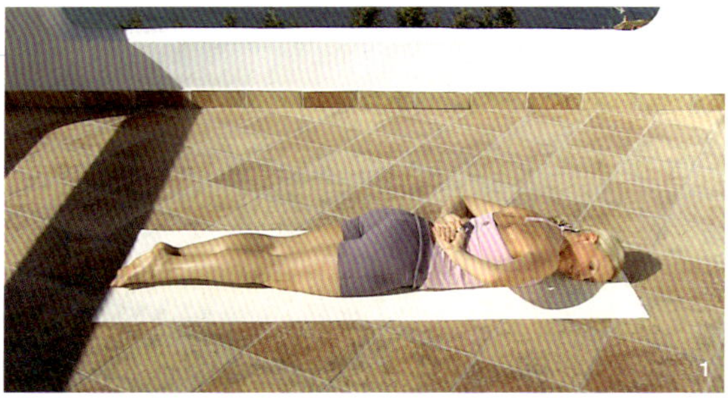

1

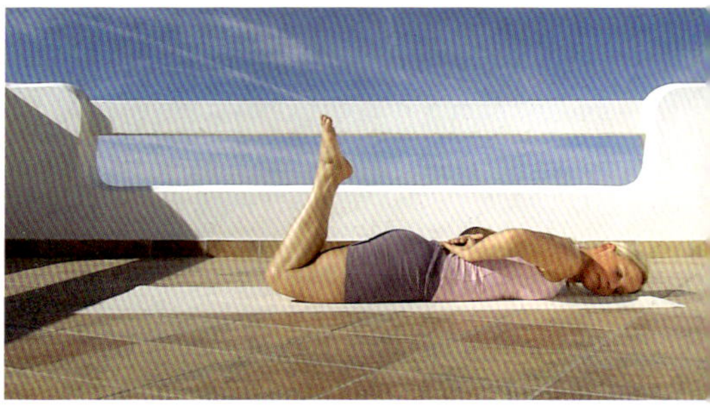

übungen

VORBEREITUNG

- Bauchlage. Die Hände fassen sich locker im unteren Rücken.
- Die Beine sind gestreckt und die Fersen berühren sich.
- Der Kopf liegt zur Seite gedreht am Boden.
- Das Powerhouse ist angespannt.

AUSFÜHRUNG

- Einatmen und die Fersen zum Po ziehen. Die Hüfte bleibt dabei gestreckt am Boden.
- Beim Ausatmen die Beine strecken, die Knie vom Boden lösen und die Oberschenkel gegeneinanderspannen.
- Gleichzeitig Kopf und Schultern ein wenig vom Boden heben, die Handflächen ziehen die Schultern in Richtung Fersen.
- Beim Einatmen den Kopf zur anderen Seite ablegen und gleichzeitig die Fersen wieder zum Po ziehen.

FOCUS

Im Atemrhythmus Ober- und Unterkörper bewegen und dabei die Spannung in der Körpermitte durchgehend halten. Das Schambein hält Bodenkontakt.

MODIFIKATION

Die Knie während der Übung geöffnet lassen, wodurch die Kniegelenke entlastet werden. Bei Schwierigkeiten die Fersen nicht so weit heranziehen. Wenn diese Handposition unangenehm ist, können die Arme auch neben den Hüften gehalten und mit dem Aufrichten ausgedreht und beim Ablegen eindreht werden.

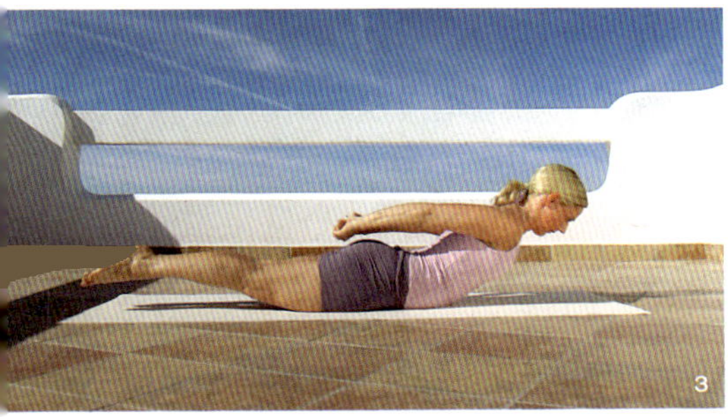
3

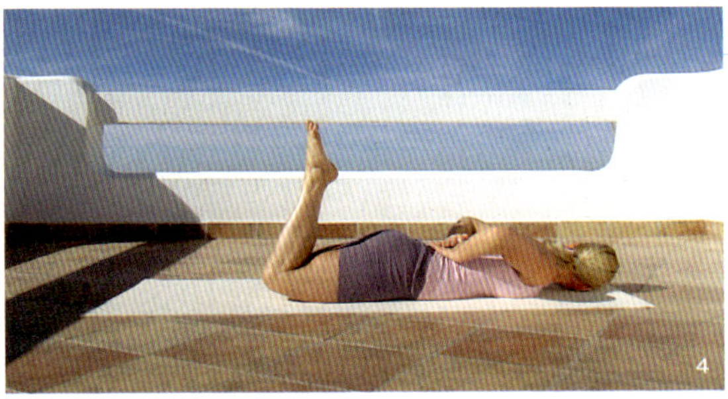
4

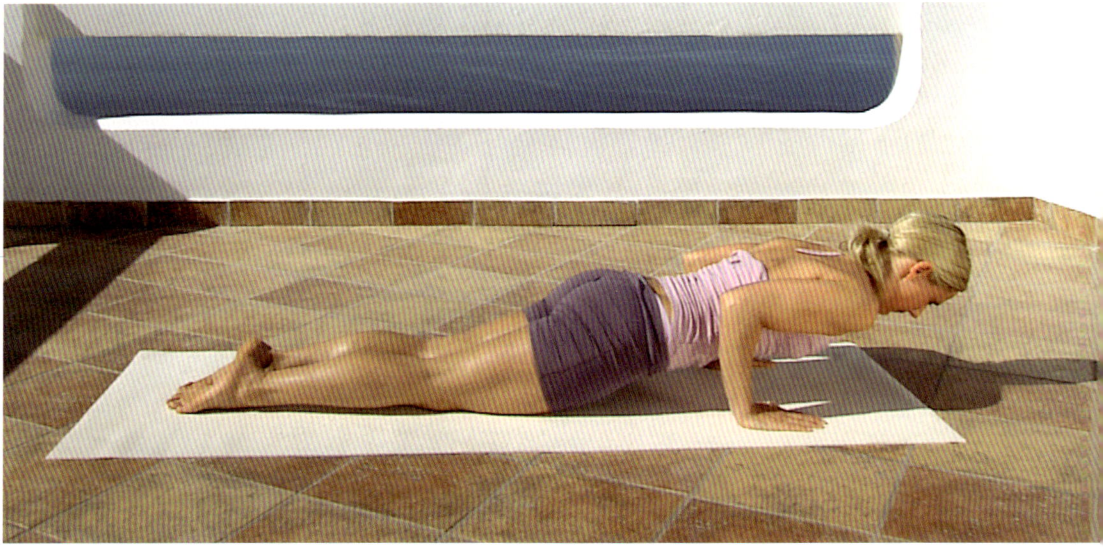

21
PUSH UP
Der Liegestütz (kniende Variante)

Stärkung der Stützmuskulatur im oberen Rücken, in den Schultern und Armen. Stabilisation des Powerhouses.

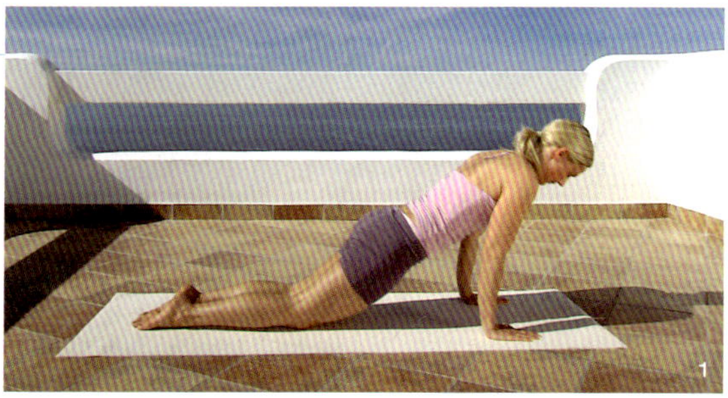

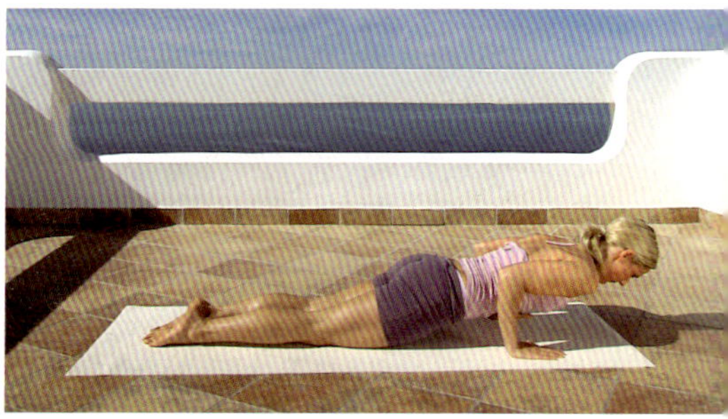

übungen

VORBEREITUNG

- Bauchlage. Die Hände neben der Brust aufstellen.
- Die Schulterblätter nach hinten unten ziehen und den Nacken strecken.
- Bauch-, Po- und Beckenbodenspannung aufbauen, die Hüfte in Streckung bringen. Die Oberschenkel bleiben am Boden.

AUSFÜHRUNG

- Die Arme strecken und in die Stützposition kommen.
- Die Hände sind senkrecht unter den Schultern.
- Beim Ausatmen die Ellbogen eng am Körper beugen und den Körper so weit zum Boden senken, wie die Stabilität im Rumpf gehalten werden kann.
- Mit der Einatmung die Arme strecken und den Po zu den Fersen hin absetzen.
- Den Rücken kurz dehnen und entspannen.
- Beim Einatmen den Rumpf wieder in die Stützposition bringen.

FOCUS

Die Bewegungen ineinanderfließen lassen.
Nacken und Lendenwirbelsäule nicht überstrecken.
Den Körper im Stütz wie ein Brett halten. Die Arme eng am Körper bewegen.

MODIFIKATION

Den Oberkörper nur so weit senken, wie die Bauch- und Schulterblattspannung gehalten werden kann. Gegebenenfalls die Bewegung etwas kleiner ausführen.
Für weit Fortgeschrittene lässt sich die Übung auf den Zehenspitzen ausführen. Die Knie sind dabei gestreckt und das Brustbein senkt sich stark in Richtung Boden.

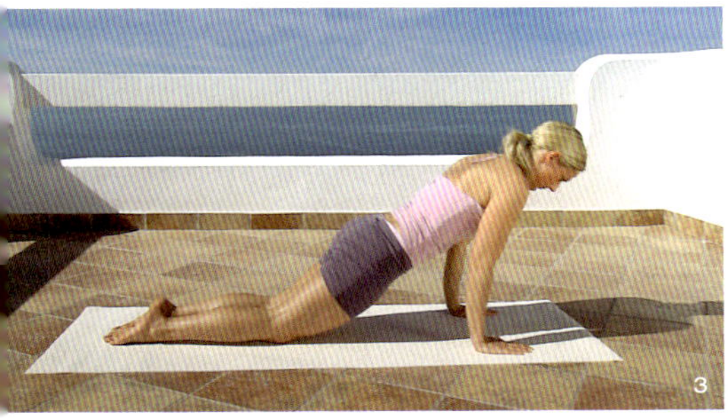

3

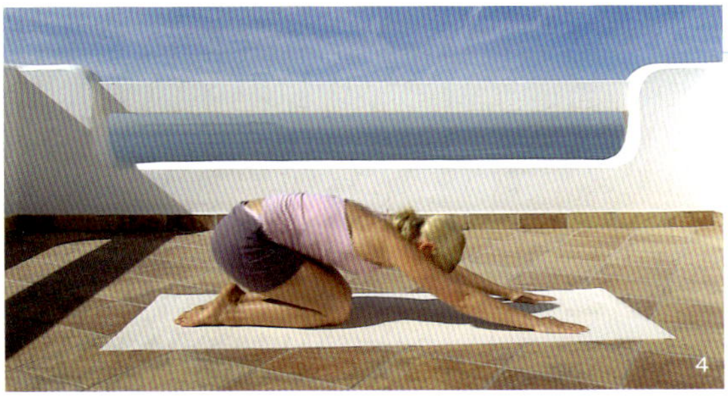

4

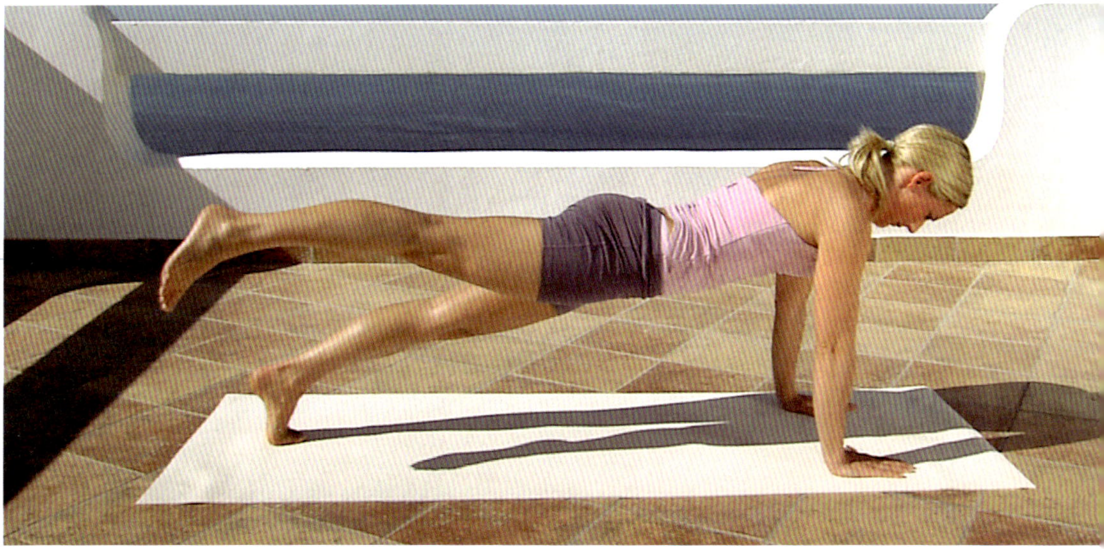

22
LEG PULL PRONE
Beine bauchwärts ziehen

Kräftigung der Stützmuskulatur in den Schultern und den Armen. Stärkung der Muskeln in Bauch, Beinen und Rücken.

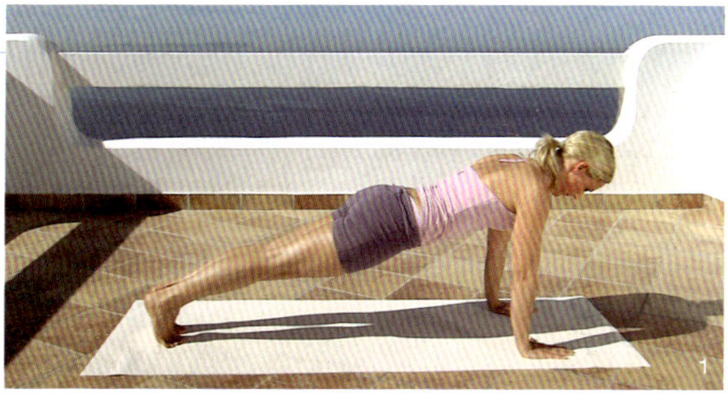

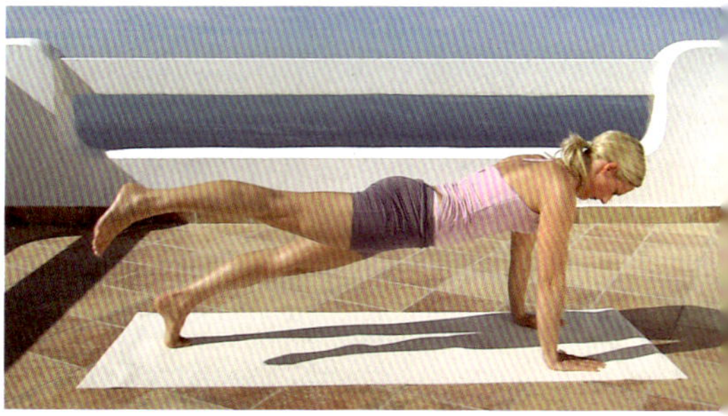

übungen

VORBEREITUNG

- Gestreckter Stütz. Die Hände befinden sich senkrecht unter den Schultern.
- Die Ganzkörperspannung kontrollieren.

AUSFÜHRUNG

- Einatmen und einen Fuß vom Boden lösen.
- Das Bein nach hinten hinausschieben und maximal in der Hüfte strecken.
- Ausatmen und den Fuß gegen einen gedachten Widerstand zurück zum Boden setzen.
- Anschließend Seitenwechsel.

FOCUS

Den Körper durchgehend völlig stabil halten.
Das Becken bleibt stabil, als würde es von einem Gurt gehalten.
Die Streckung in der Hüfte beibehalten.
Das Schambein mit Bauchkraft in Richtung Brustbein ziehen und halten.
Den Rücken nicht überstrecken.

MODIFIKATION

Fällt das Stabilisieren des Rumpfes noch schwer, die Füße im Wechsel nur etwas „leicht machen", ohne sie zu heben.
Bei Stützproblemen im Handgelenk die Übung im Ellbogenstütz ausführen.

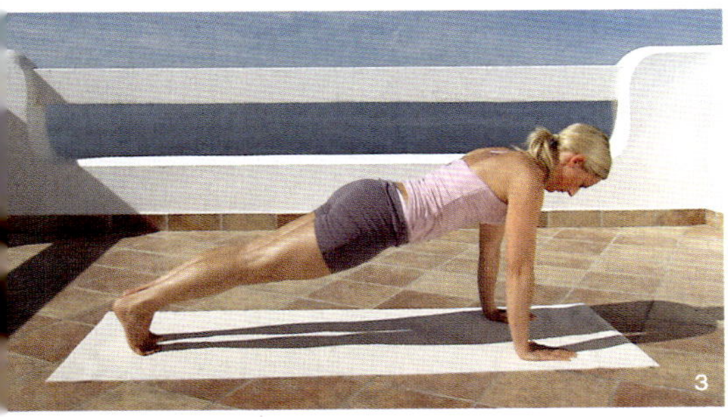
3

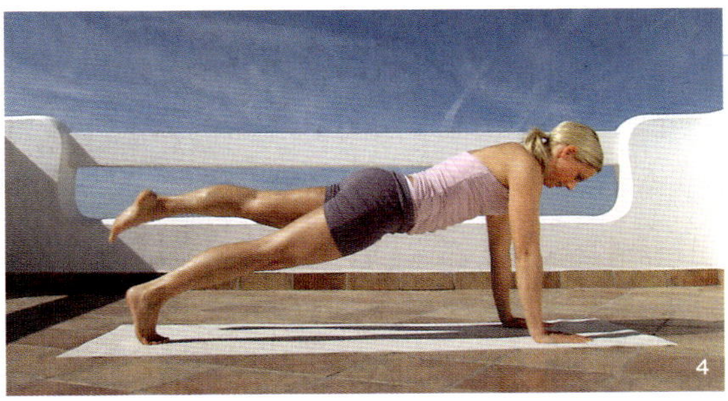
4

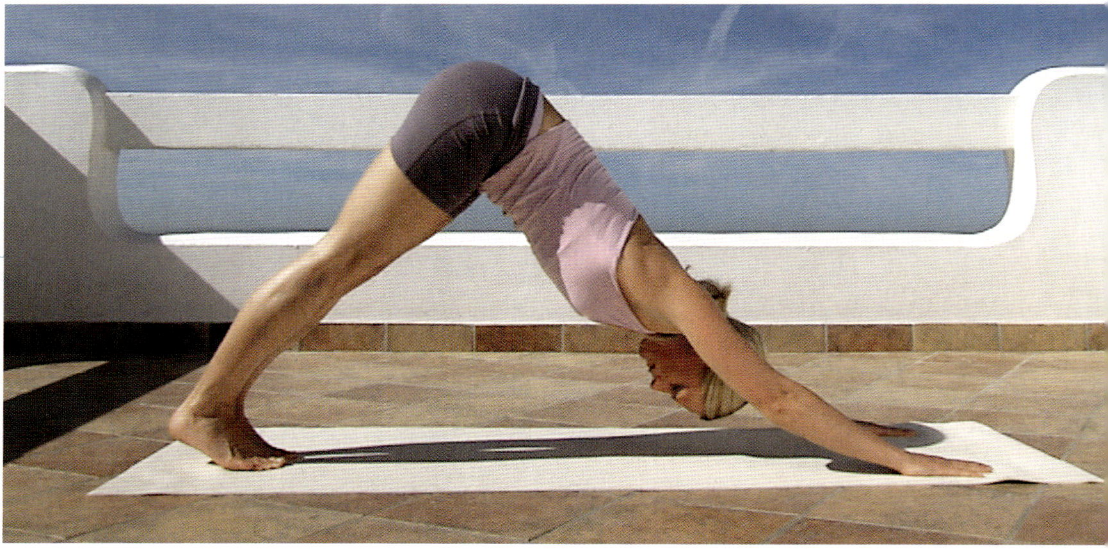

23
V-STRETCH
Dehnung im „V"

Dehnung der Beinrückseite sowie Entspannung im unteren Rücken. Stärkung der Stützmuskulatur und Dehnung über die Brustmuskeln.

VORBEREITUNG
- Gestreckter Stütz. Die Hände befinden sich senkrecht unter den Schultern.
- Die Ganzkörperspannung kontrollieren.

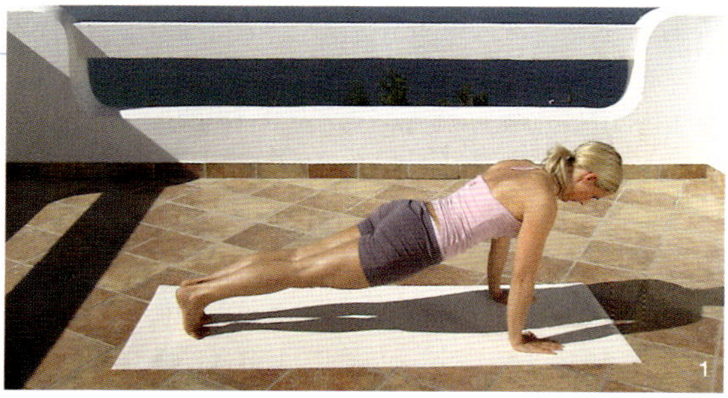
1

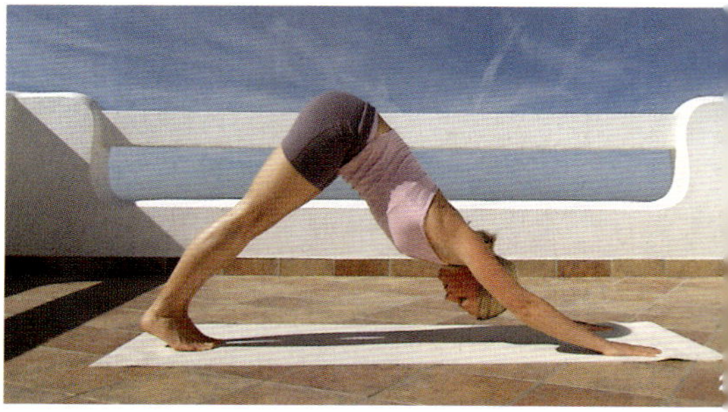
2

übungen

AUSFÜHRUNG

- Beim Ausatmen das Körpergewicht von den Händen weg- und das Gesäß nach hinten oben schieben.
- Die Arme bilden die Verlängerung des Rückens, das Steißbein den höchsten Punkt eines umgedrehten V.
- Den Kopf zwischen die Arme bringen, der Nacken bleibt entspannt.
- Rücken und Beine lang strecken, die Beine ruhen auf den Zehenspitzen.
- Entspannt ein- und ausatmen und die Dehnung auf der Körperrückseite wahrnehmen.
- Dann in den Stütz nach vorn kommen und die Bewegung im Atemrhythmus wiederholen.

FOCUS

Mit möglichst gestrecktem Rücken und angespanntem Beckenboden ganz entspannt atmen und die Dehnung halten. Atem und Bewegung miteinander fließen lassen.

MODIFIKATION

Bei eingeschränkter Beweglichkeit auf der Beinrückseite können Sie die Knie in der Übung ein wenig beugen. Die Übung ist mit geöffneten Beinen leichter als mit geschlossenen.

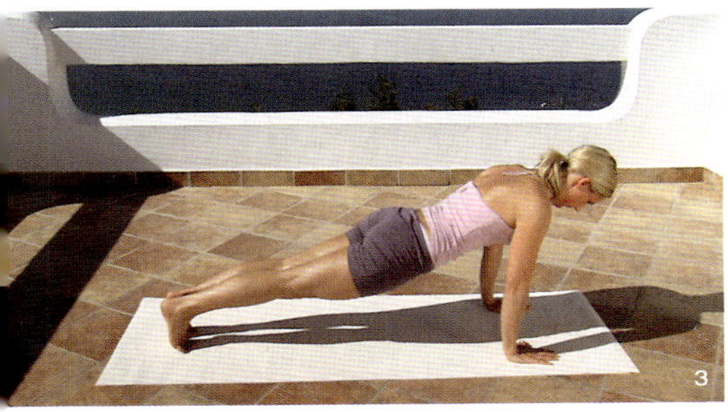

3

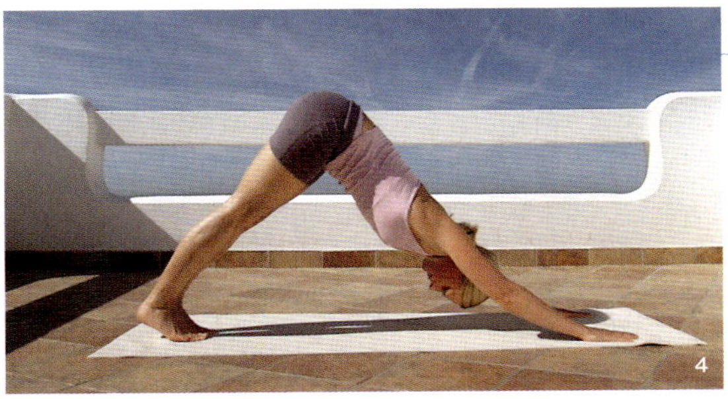

4

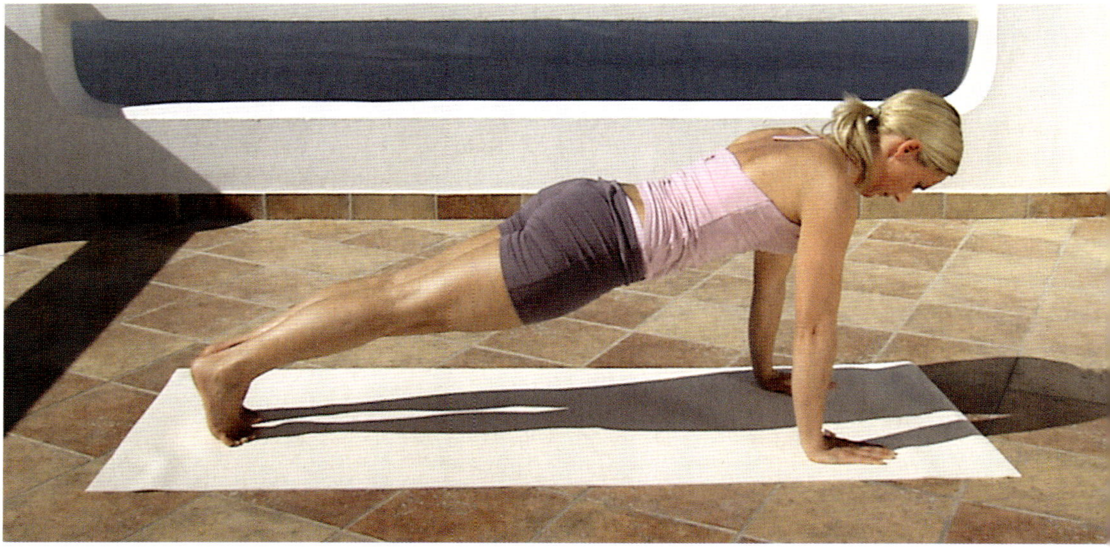

24
KOMBINATION
LEG PULL PRONE UND V-STRETCH

VORBEREITUNG

- Gestreckter Stütz. Die Hände befinden sich senkrecht unter den Schultern.
- Die Ganzkörperspannung kontrollieren.

AUSFÜHRUNG

- Einatmen und einen Fuß vom Boden lösen.

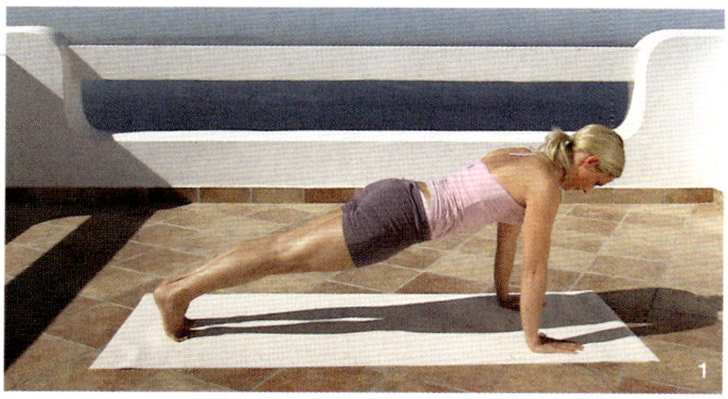
1

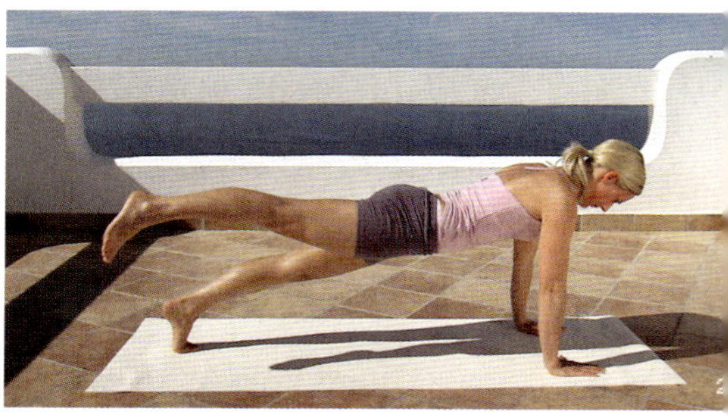
2

übungen

- Das Bein nach hinten hinausschieben und maximal in der Hüfte strecken.
- Die Bauchspannung halten und beim Ausatmen den Fuß auf den Boden setzen.
- Anschließend Seitenwechsel.
- Danach in der Stützposition einatmen.
- Beim Ausatmen das Körpergewicht von den Händen weg- und das Gesäß nach hinten oben schieben.
- Die Arme bilden die Verlängerung des Rückens, das Steißbein den höchsten Punkt eines umgedrehten V.
- Den Kopf zwischen die Arme bringen, der Nacken bleibt entspannt.
- Rücken und Beine lang strecken, die Beine ruhen auf den Zehenspitzen.
- Einatmen, nach vorn kommen. Ausatmend die Stützposition einnehmen.

FOCUS

Alle Bewegungen fließen im Atemtempo.
Im Körperzentrum und im Schultergürtel wird Kraft gefordert, in den Beinen Beweglichkeit.
Der Bewegungsablauf sollte mühelos und leicht wirken.

MODIFIKATION

Die Haltephasen in den einzelnen Positionen können auch über mehrere Atemzüge verlängert werden – das erfordert jedoch einen höheren Kraftaufwand. Bei Stützproblemen im Handgelenk lässt sich der Bewegungsablauf auch auf den Ellbogen ausführen.

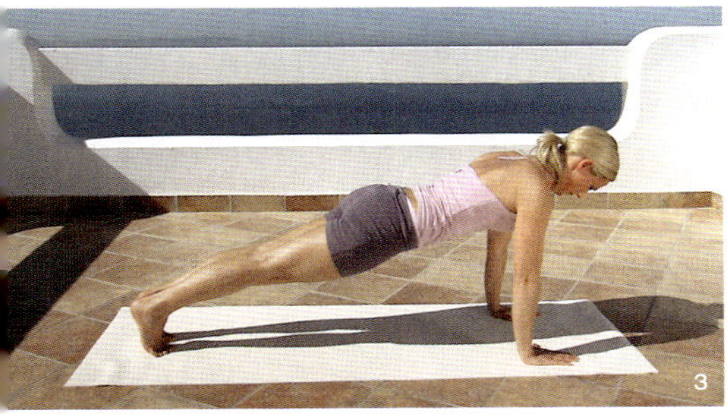
3

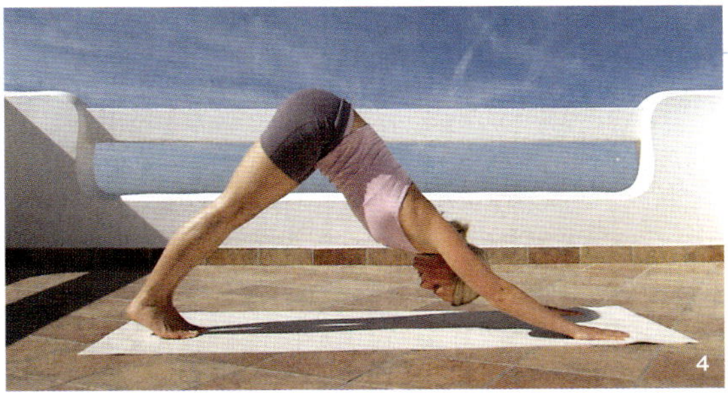
4

ball

Übungen mit dem Ball

Pilates mit einem kleinen, weichen Gymnastikball ist eine sinnvolle und hilfreiche Alternative zu den bekannten Mattenübungen.

Geeignet ist jeder weiche, leichte Ball mit einem Durchmesser zwischen 12 und 18 cm. Am angenehmsten sind aufblasbare Bälle, da sie sich weicher oder fester mit Luft füllen lassen.

Die ausgewählten Übungen bieten lediglich einen Einblick in die vielfältigen Einsatzmöglichkeiten dieses Gerätes und sollen Ihre Kreativität anregen. Übungen mit dem Ball lassen sich auch in Kurzprogramme, die Sie sich selbst zusammenstellen können, integrieren.

Mithilfe eines Balls lassen sich einige Übungen vereinfachen und gerade für Einsteiger sinnvoll variieren. Der Ball nimmt Körpergewicht ab oder verringert durch seine Rolleigenschaften den Reibungswiderstand während einer Bewegung.

Doch auch die Instabilität des Körpers lässt sich durch einen Ball während einer Übung erhöhen, was höhere Anforderungen an die aufzubringende Stabilität stellt.

Wie auch immer: Mithilfe eines Balls bringen Sie Abwechslung und Spannung in Ihr Übungsprogramm. Sollten Sie ein ausführlicheres Programm zu diesem Thema wünschen, dann finden Sie ein komplettes Workout mit dem Ball auf der DVD: „Pilates. Workout mit Ball“ (Bezugsquelle im Anhang).

übungen

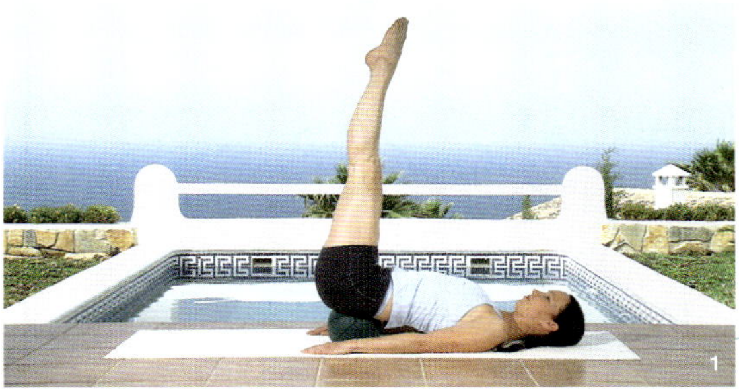

1
SCISSORS
Die Schere

VORBEREITUNG
- In der Rückenlage den Ball unter dem Kreuzbein positionieren.
- Die Wirbelsäule ist in neutraler Position.
- Die gestreckten Beine vom Boden und über der Hüfte zur Decke heben.
- Das „muskuläre Korsett“ schnüren.

AUSFÜHRUNG
- Ein Bein gestreckt nach unten und das andere Bein in Richtung Nase führen.
- Das Becken bleibt stabil, der Rücken bewegt sich nicht mit.
- Die Schere nur so weit öffnen, wie die Bauchspannung gehalten werden kann.
- Der Atem fließt gleichmäßig.
- Die Bewegung kommt dynamisch und kraftvoll aus der Körpermitte.

TIPP
Fehlt die Kraft im Bauch, den langen Hebel zu halten, oder die Beweglichkeit auf der Oberschenkelrückseite, die Knie ausreichend zu strecken, kann das herangezogene Bein auch gebeugt werden.

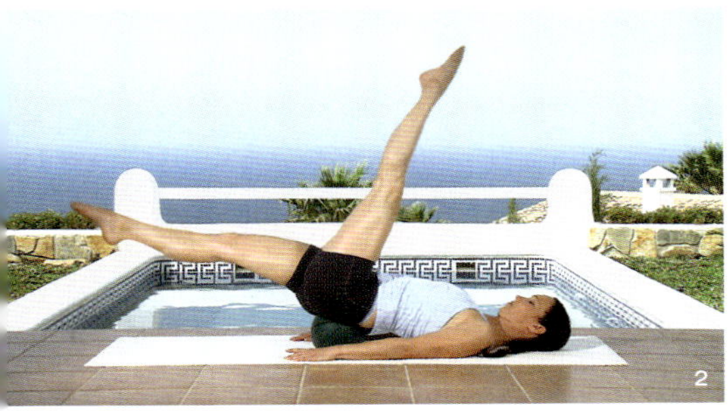

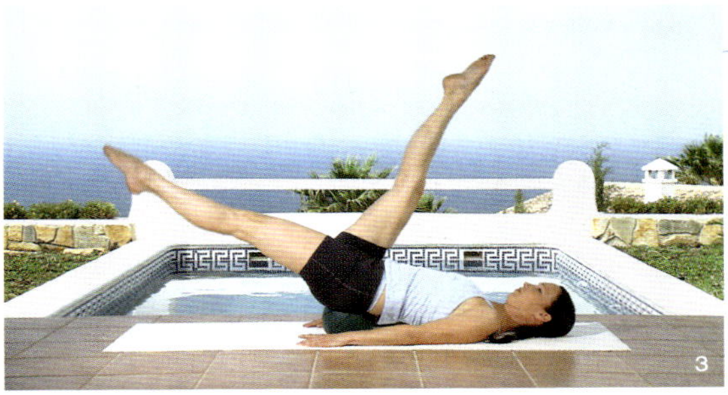

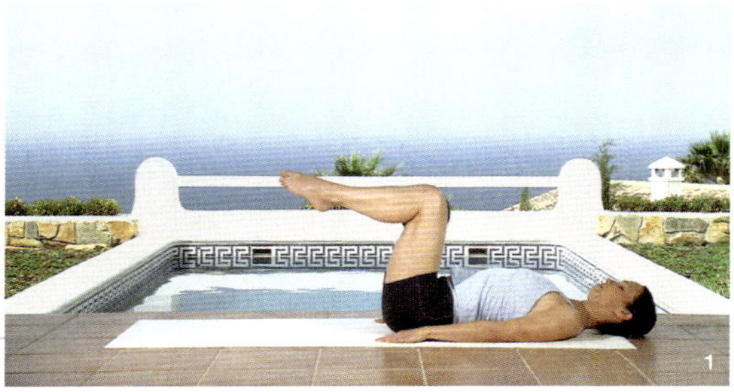

2
ROLL OVER
Überrollen

VORBEREITUNG

- Rückenlage. Die Beine geschlossen im rechten Winkel anheben und den Ball zwischen die Oberschenkel klemmen.
- Arme und Hände liegen neben dem Körper und geben leichten Druck in die Unterlage.
- Bauch und Beckenboden fest anspannen.

AUSFÜHRUNG

- Den Ball zwischen den Beinen leicht zusammenpressen.
- Die Beine anheben und mit dem Einatmen das Becken vom Boden lösen.
- Runden Sie Wirbel für Wirbel den Rücken bis zu den Schulterblättern.
- Die Knie in Richtung Kopf führen und die Position halten.
- Mit dem Ausatmen Wirbel für Wirbel zurückrollen.
- Die Bewegung mit den Bauchmuskeln kontrolliert abbremsen.
- Schultern und Nacken ruhen entspannt auf der Unterlage.
- Bei der letzten Wiederholung beim Zurückrollen den Kopf mit anheben und in den Sitz hochkommen. Den Ball in die Hände nehmen.

TIPP
Fällt das Anheben des Beckens noch schwer, können die Hände den Po im ersten Teil der Übung stützen. Auch ein kleines, festes Kissen kann unter das Kreuzbein gelegt werden.

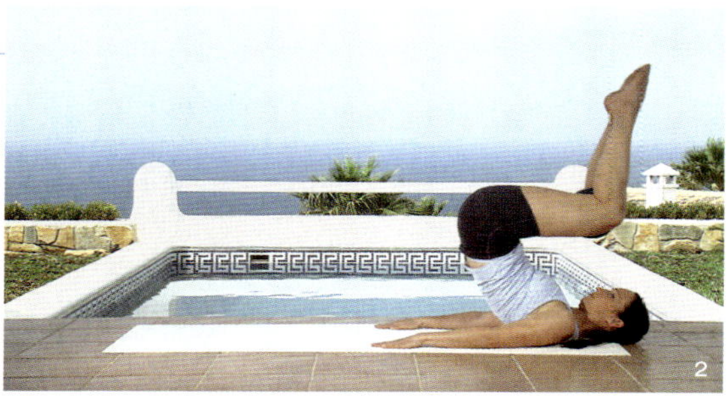

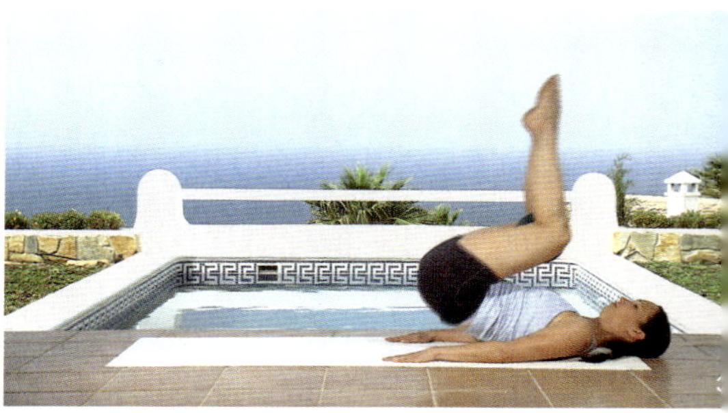

übungen

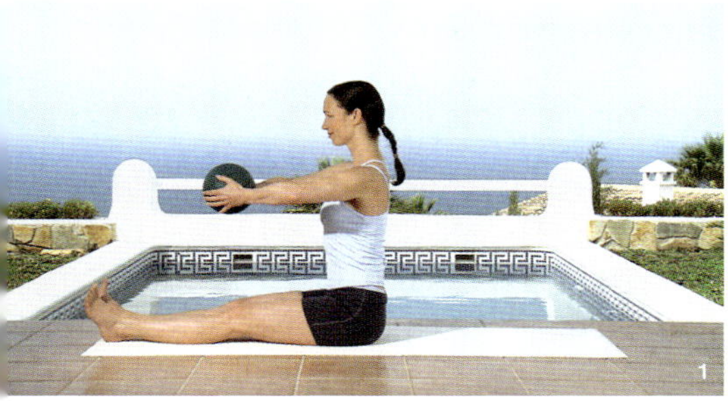

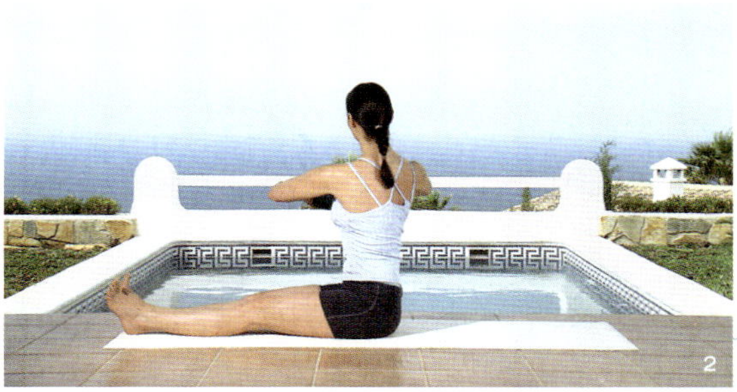

3

SPINE TWIST

Wirbelsäulendrehung

VORBEREITUNG

- Im Langsitz die Wirbelsäule aufrichten, die Beine strecken und die Zehen anziehen.
- Die Grundspannung im Rumpf aufnehmen.
- Die Wirbelsäule „lang“ denken.
- Schultern und Rippen sinken lassen, den Bauchnabel nach innen ziehen.
- Den Ball auf Brusthöhe vor dem Körper halten und leicht zusammendrücken.

AUSFÜHRUNG

- Mit dem Ausatmen den Schultergürtel nach rechts drehen, beim Einatmen zur Mitte zurückkehren.
- Der Blick geht mit dem Ball.
- Anschließend Seitenwechsel.
- Fließend im Atemrhythmus nach rechts, zur Mitte und nach links bewegen.
- Beine und Becken bleiben stabil.

TIPP

Ist das Aufrichten der Wirbelsäule im Langsitz nicht möglich, fällt die Übung mit geöffneten Beinen und leicht gebeugten Knien leichter. Die Sitzbeinknochen können auch mit einem festen Kissen unterlagert werden.
Der Ball bleibt als Orientierung immer genau vor der Brustmitte.

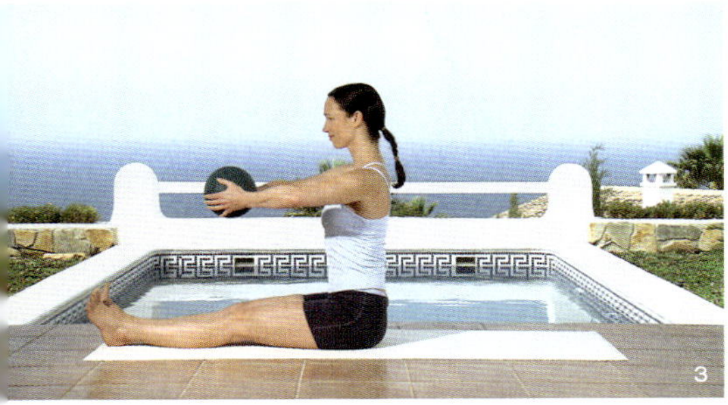

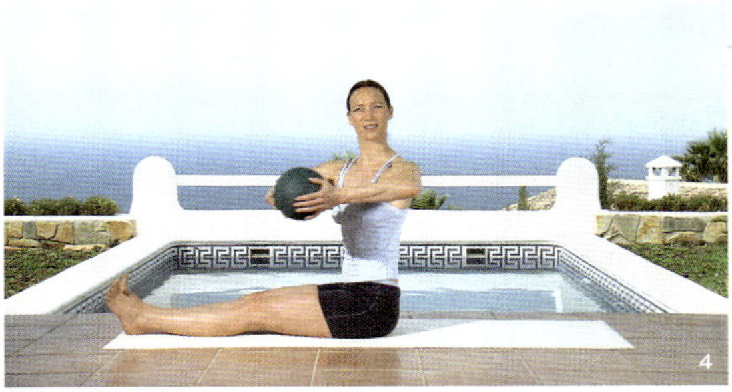

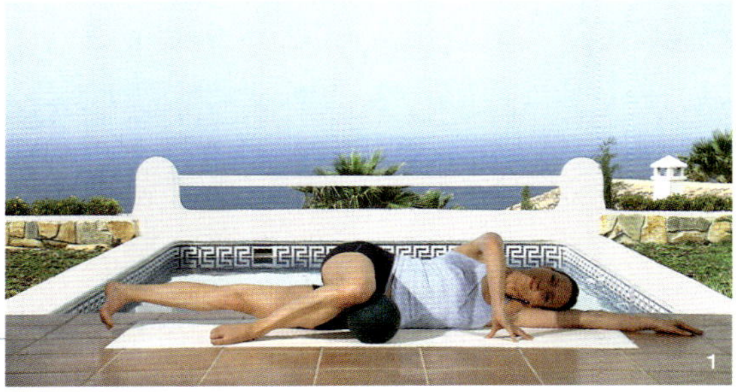

4
LOWER LEG LIFT (SIDE LEG SERIE)
Seitliche Beinfolge

VORBEREITUNG

- Seitlage. Den unteren Arm in Verlängerung des Rumpfes ausstrecken oder unter dem Kopf anwinkeln.
- Mit der oberen Hand vor der Brust aufstützen. Beide Schulterblätter tief ziehen und Bauch, Po und den Beckenboden anspannen.
- Den Körper seitlich auf der Hüfte ausbalancieren.
- Das obere Knie angewinkelt in Hüfthöhe auf dem Ball ablegen.

AUSFÜHRUNG

- Körperspannung bis in die Zehenspitzen aufbauen.
- Mit dem Einatmen das untere Bein strecken, anheben und dabei die herausgeschobene Ferse nach oben ziehen.
- Beim Einatmen das untere Bein absenken.
- Das Becken bleibt stabil.
- Das obere Knie drückt leicht in den Ball.

TIPP

Der Vorstellung, dass das untere Bein an einem unsichtbaren Faden nach oben gezogen und gegen einen Widerstand nach unten bewegt wird, unterstützt die Übung.
Als Herausforderung für diese leichte Übung können beide Hände am Hinterkopf angelegt werden (schwere Variante).

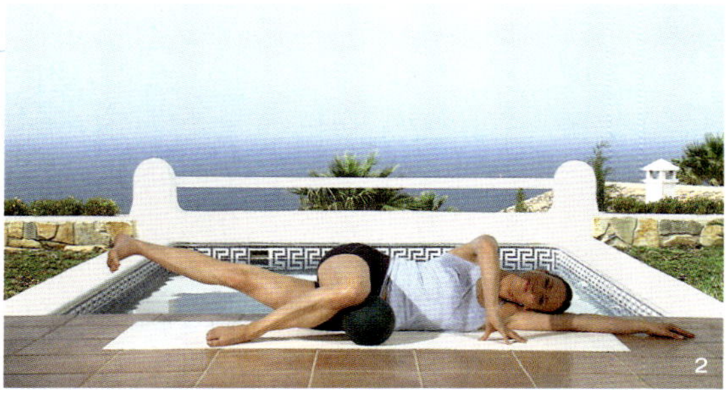

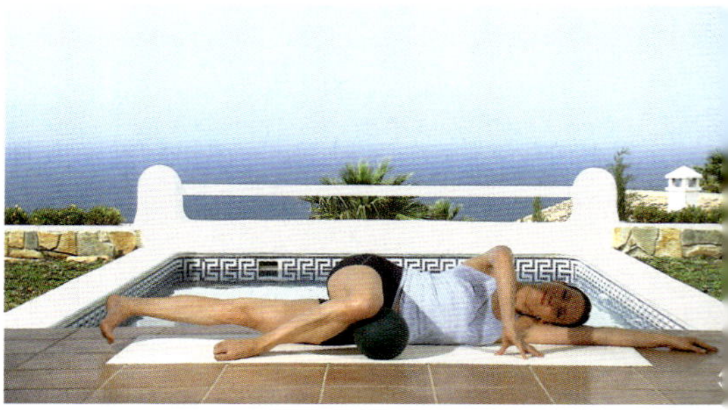

übungen

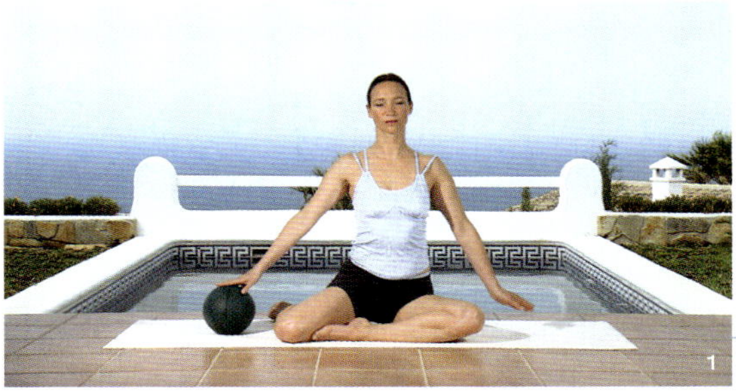

5

THE MERMAID

Die Meerjungfrau

VORBEREITUNG

- Im seitlichen Sitz die Wirbelsäule aufrichten.
- Die Sitzbeinknochen sinken in Richtung Matte.
- Die Bauchmuskeln anspannen.
- Auf dem Ball neben den Füßen liegt eine Hand.

AUSFÜHRUNG

- Beim Einatmen den linken Arm über die Seite in einem weiten Bogen über den Kopf führen.
- Der Blick folgt der auf dem Ball ruhenden Hand. Der Ball rollt unter der Hand mit.
- Die Seite dehnen und ausatmen.
- Arm und Rumpf in die Ausgangsposition zurückführen.
- Im Atemrhythmus die Seiten wechseln.
- Nach dem Seitwärtsbeugen in die Bauchlage wechseln.

TIPP

Bei stark eingeschränkter Hüftbeweglichkeit und bei Knieproblemen ist der Schneidersitz eine Alternative.

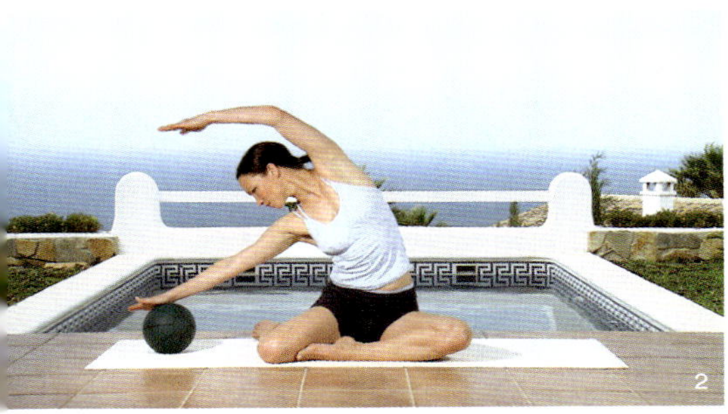

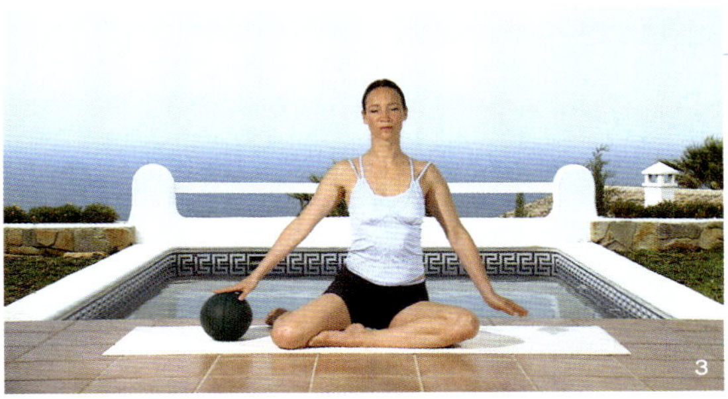

übungen

Gesamtüberblick über die Übungen

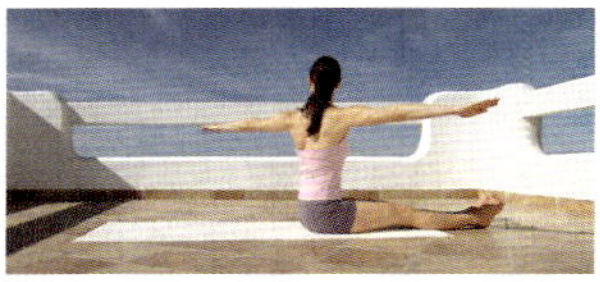

1
Spine Twist

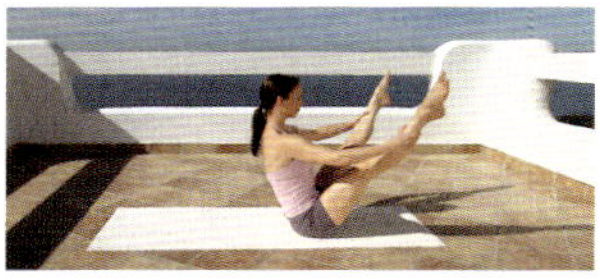

2
Balance Point

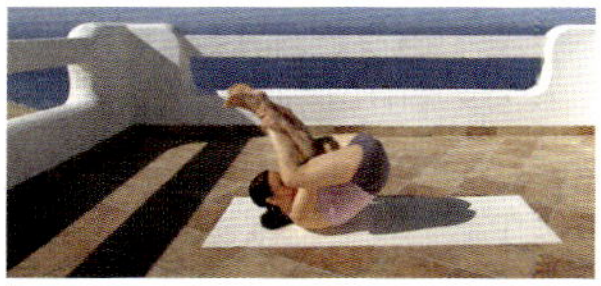

3
Seal

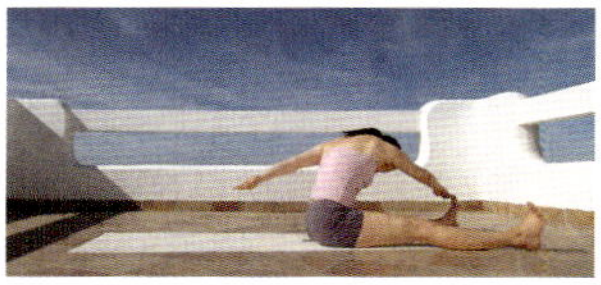

4
The Saw

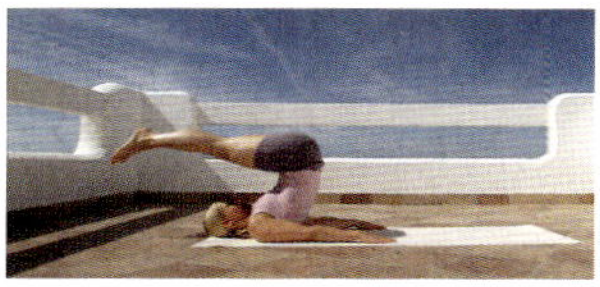

5
Roll Down – Roll Over – Spine Stretch

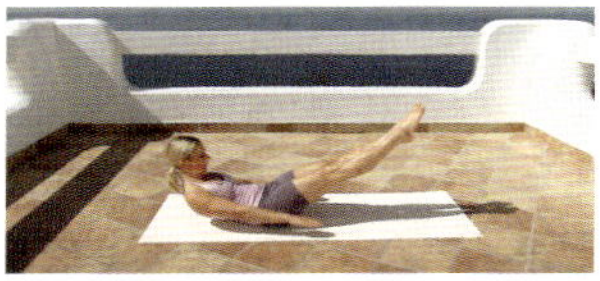

6
The Hundred

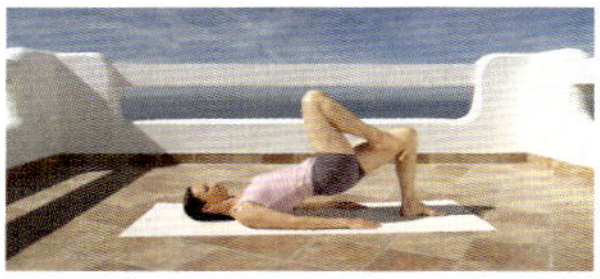

7
Shoulder Bridge mit Bicycle

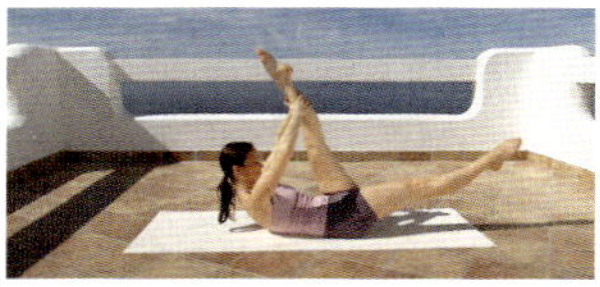

8
Single Straight Leg Stretch

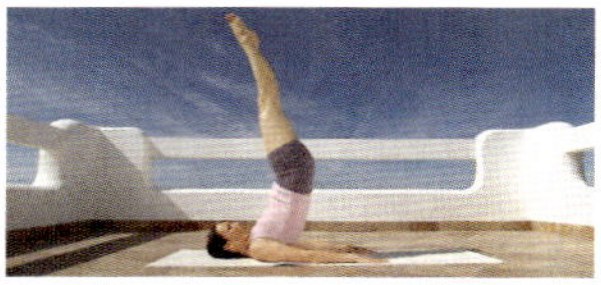

9
Jack Knife

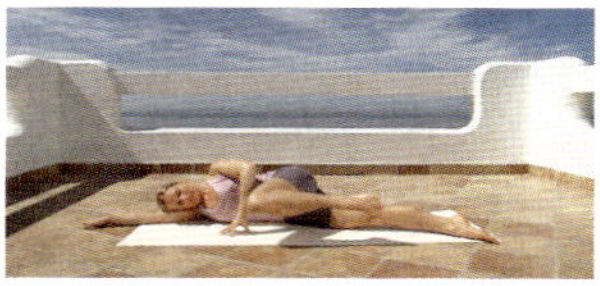

10
Side Leg Serie (front-back)

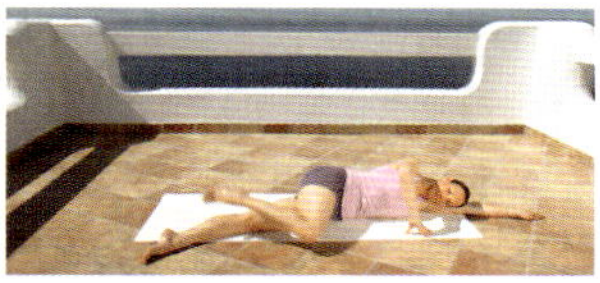
11
Side Leg Circles

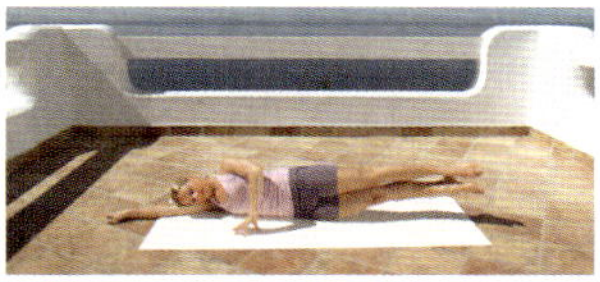
12
Side Leg Lifts

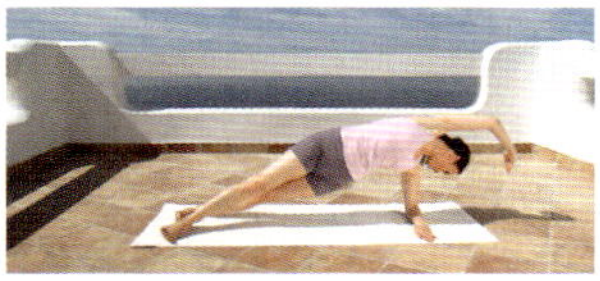
13
Side Bending

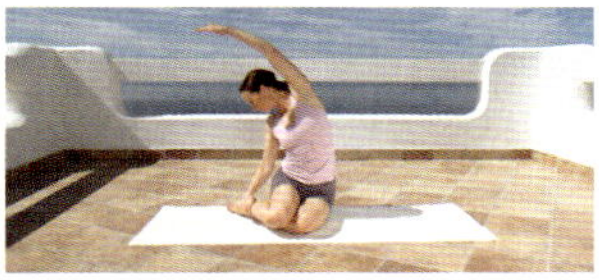
14
The Mermaid

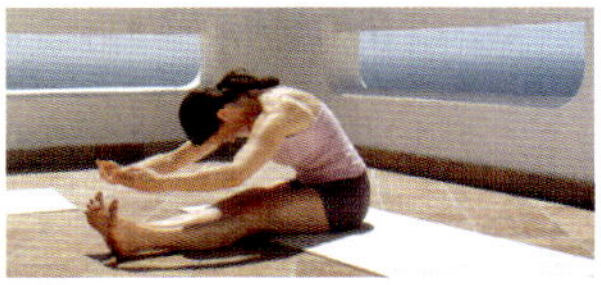
15
Spine Stretch

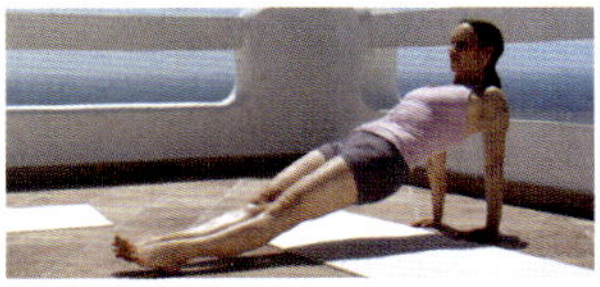
16
Supine Plank

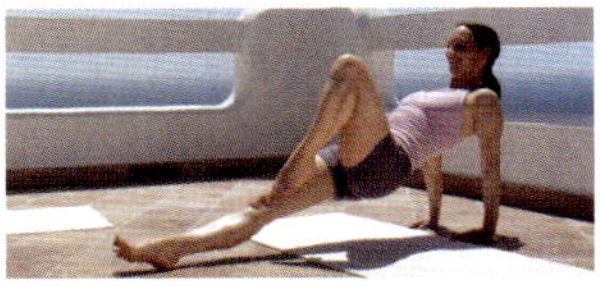
17
Supine Plank – Leg Pull Up

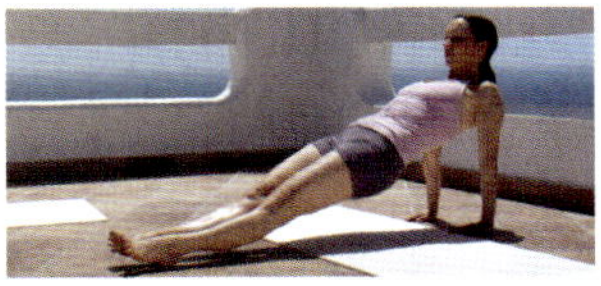
18
Spine Stretch und Leg Pull Up

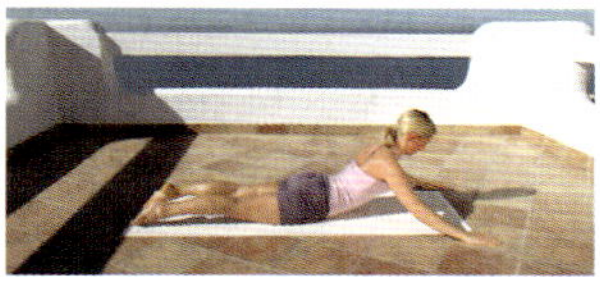
19
The Swan

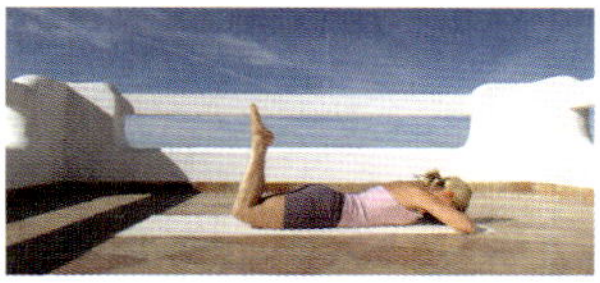
20.1
Double Leg Kick

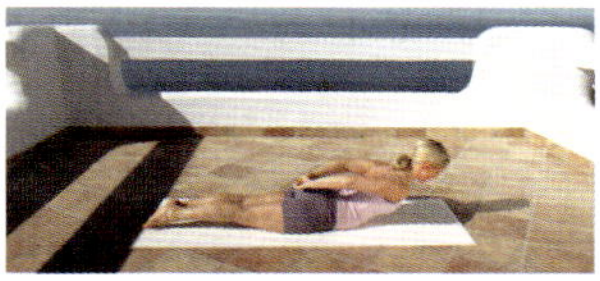
20.2
Double Leg Kick

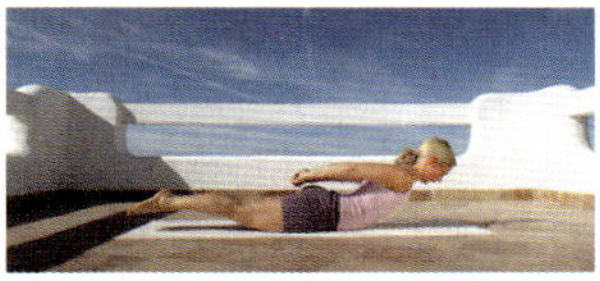
20.3
Double Leg Kick (komplett)

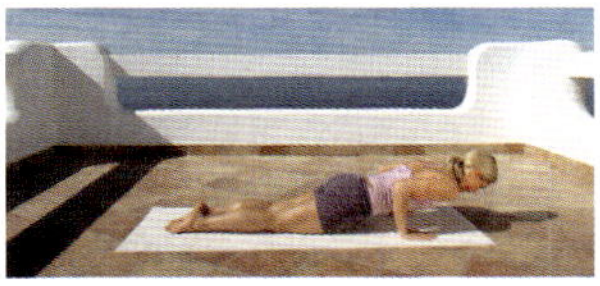
21
Push Up

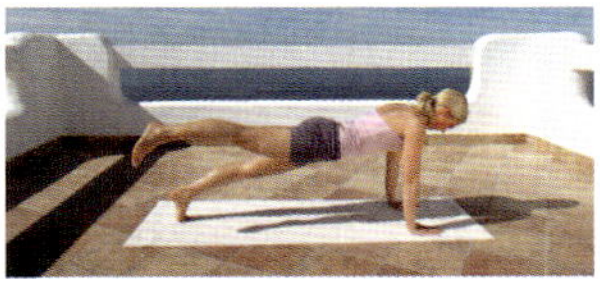
22
Leg Pull Prone

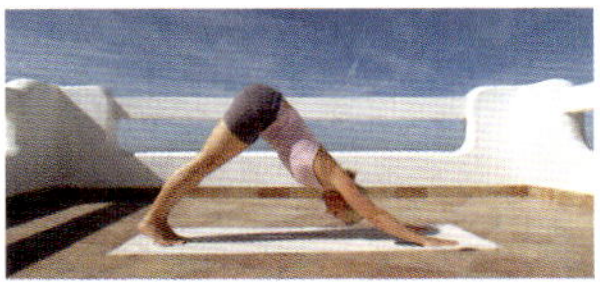
23
V-Stretch

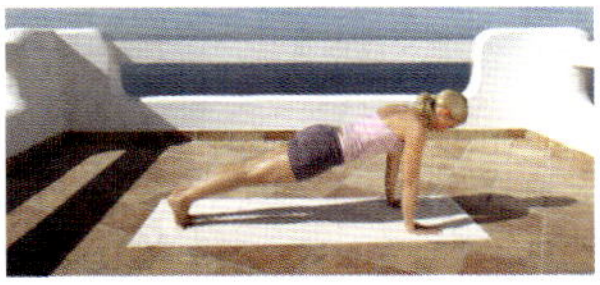
24
Leg Pull Prone und V-Stretch

Nach dem Workout

Das dauerhafte, kontrollierte Anspannen des Powerhouse während des Trainings erfordert Ihre volle Konzentration und eine Verlagerung der Atmung in den unteren Brustkorb. Darum bietet sich am Ende des Workouts eine abschließende Entspannungsphase mit Übungen zur Atemlenkung und Atemvertiefung an. Mit den auf der DVD gezeigten Übungen finden Sie zur Ruhe und lernen, Ihre Atmung tief in den Bauch zu lenken. Verknüpft mit einem bewussten Loslassen der Bauch- und Beckenbodenmuskulatur fördert die tiefe Bauchatmung die Entspannungsfähigkeit, massiert die Bauchorgane, harmonisiert das vegetative Nervensystem und versorgt den Körper mit Sauerstoff und Energie.

ENTSPANNUNG IM STAND

Das Pilates-Intensive Workout können Sie im Stand mit einer Entspannungsübung beenden, die Ihre Körperwahrnehmung, Atemvertiefung und Entspannungsfähigkeit fördert. Die DVD enthält hierzu eine ausführliche gesprochene Anleitung.

Im hüftbreiten Stand die Augen schließen und den Atem bewusst in die verschiedenen Bereiche des Körpers lenken. Das Körpergewicht auf den Fußsohlen ausbalancieren. Kleine Schaukelbewegungen des Körpers wahrnehmen und zulassen. Dysbalancen aufspüren und ausgleichen.

Den Atem in die verschiedenen Bereiche (Bauch, Rücken, Brustkorb) lenken und vertiefen. Während der Entspannung die Kaumuskulatur bewusst entspannen und den Unterkiefer sinken lassen. Die Gedanken kommen und gehen wie die Wellenbewegungen des Meeres. Lassen Sie Gedanken, Gefühle und Empfindungen aller Art ziehen. Genießen Sie das Nichtstun in vollen Zügen.

Die Entspannung beenden Sie, indem Sie Ihre Konzentration erneut auf den Atemrhythmus richten. Öffnen Sie die Augen und bringen Sie mit einigen tiefen Atemzügen die Arme über den Kopf. Das bringt Ihre Muskeln wieder in Schwung.

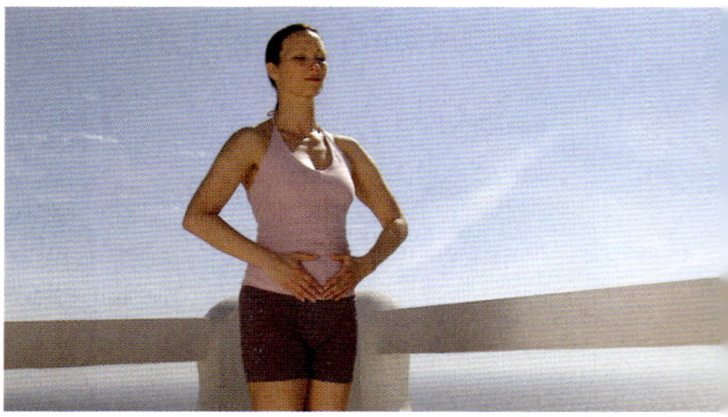

Anhang

LITERATURHINWEISE

- Anette Alvaredo: Easy Pilates Workout mit Begleit-DVD. Südwest Verlag 2007
- Joseph H. Pilates: Return to Life through Contrology and Your Health. Presentation Dynamics 2005
- Philip Friedman and Gail Eisen: The Pilates Method of Physical and Mental Conditioning. Studio Books/ Penguin Group 2005
- Blandine Calais-Germain: Anatomie der Bewegung. Technik und Funktion des Körpers – Einführung. Marix-Verlag 2005
- Eric Franklin: Locker sein macht stark. Wie wir durch Vorstellungskraft beweglich werden. Kösel-Verlag 2005
- Dr. med. Adalbert Olschewski: Atementspannung. Haug-Verlag 1995

WEITERE PILATES-DVDS

- „Pilates Workout" mit Anette Alvaredo und Susann Atwell. Unit Production Media Company (upmc), Heidelberg 2005
- „Pilates Intensive Workout" mit Anette Alvaredo. Unit Production Media Company (upmc), Heidelberg 2006
- „Pilates mit Ball" mit Anette Alvaredo. Unit Production Media Company (upmc), Heidelberg 2006

Erhältlich über www.unit-dvd.de oder den Buchhandel.

DANKSAGUNG

Mein bester Dank geht an ...

... den Südwest Verlag für das Vertrauen und die Unterstützung in diesem Pilot-Projekt (erste Buch-DVD-Kombination).
... Heike Schönegge (Redakteurin der Zeitschrift FIT FOR FUN im Ressort Sport & Reise) für die Textbearbeitung.
... meine Lektorin Vera Olbricht (Berliner Buchwerkstatt) für ihre unendliche Geduld, ihre Flexibilität und die konstruktive Kritik.
... die Firma Unit Production Media Company (upmc) für die überragende Zusammenarbeit im Bereich der DVD-Produktion und für die Bereitstellung des Film- und Fotomaterials für die Verlagszwecke.
... den Fotografen Jens Junge für die schöne Zusammenarbeit und die wunderbar atmosphärischen Fotos.
... die Bekleidungsfirma USA PRO, die uns in allen Produktionen mit funktioneller Sportbekleidung großzügig ausgestattet hat.
... meine Freundin und geschätzte Kollegin Ivonne Bergmann, die mich als Mitdarstellerin auf den DVDs sowie als Model in diesem Buch begleitet. Vielen Dank für die professionelle, ruhige, angenehme und vertrauensvolle Arbeit mit Dir.
... meine Familie für die Unterstützung, wenn ich mal wieder so viel zu tun hatte, und insbesondere an meinen Sohn, der über die lange Zeit der Produktion von DVDs und Büchern so oft auf mich verzichten musste.

Hinweis
Die Ratschläge in diesem Buch sind von der Autorin und vom Verlag sorgfältig erwogen und geprüft, dennoch kann eine Garantie nicht übernommen werden. Eine Haftung der Autorin bzw. des Verlags und seiner Beauftragten für Personen-, Sach- und Vermögensschäden ist ausgeschlossen.

Dieses Buch entstand unter freundlicher Mitwirkung von Heike Schönegge, Redakteurin der Zeitschrift FIT FOR FUN.

Impressum

Projektleitung
Silke Kirsch

Fotos
Jens Junge und Unit Production Media Company, Heidelberg

Illustrationen
Atelier f:50, Paul Daniel, Berlin

Umschlaggestaltung und -konzeption
M. E. Eschlbeck/Kreuzer/Botzenhardt unter Verwendung eines Fotos von Jens Junge

Layout
Eva-Maria Salzgeber, Neubeuern

Gesamtproducing
Redaktion: Berliner Buchwerkstatt, Vera Olbricht
Produktion: Berliner Buchwerkstatt, Jörg Metze

DVD-Produktion
UNITproduction media company

Litho
PrePrint-Produktion Zoran Dietner, München

Druck und Bindung
Alcione, Lavis (Trento)

Printed in Italy

ISBN 978-517-08298-1

817 2635 4453 6271